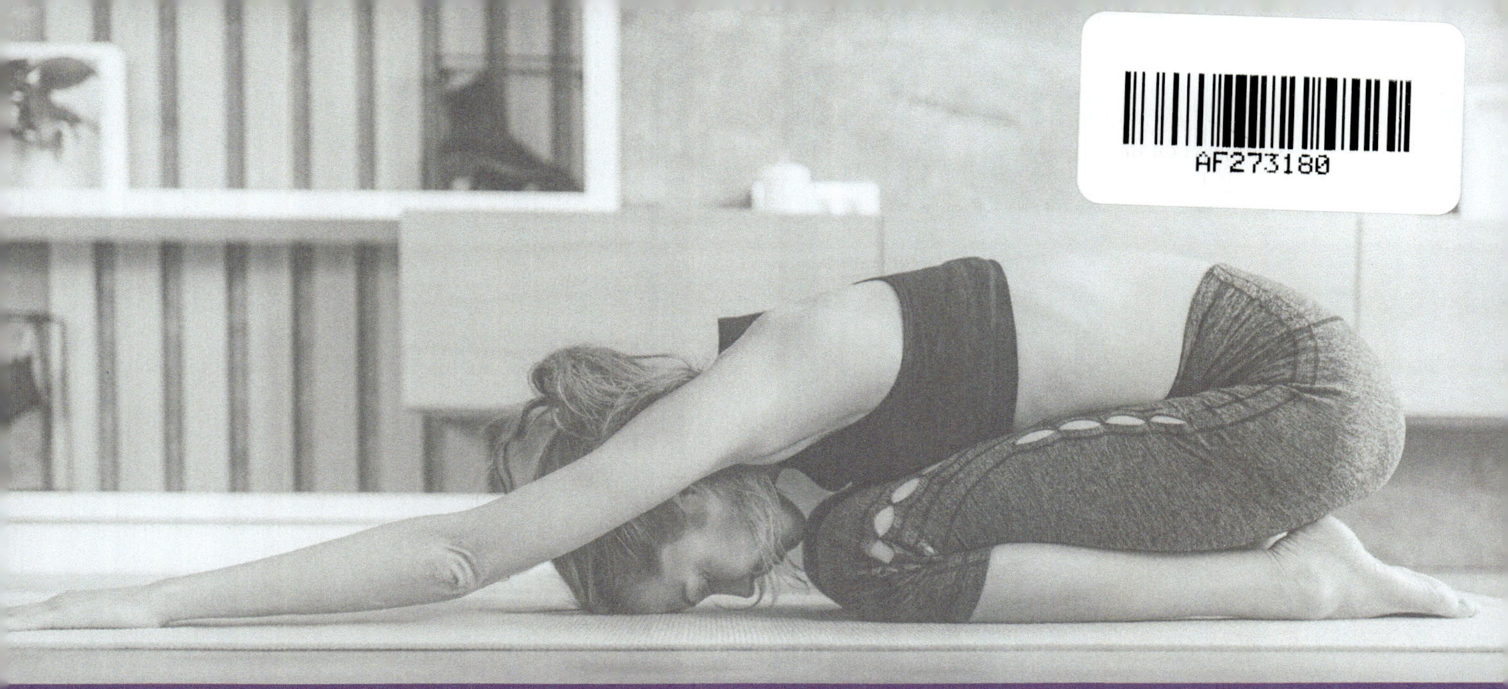

massfit

Los mejores ejercicios para relajarse y sentirse bien

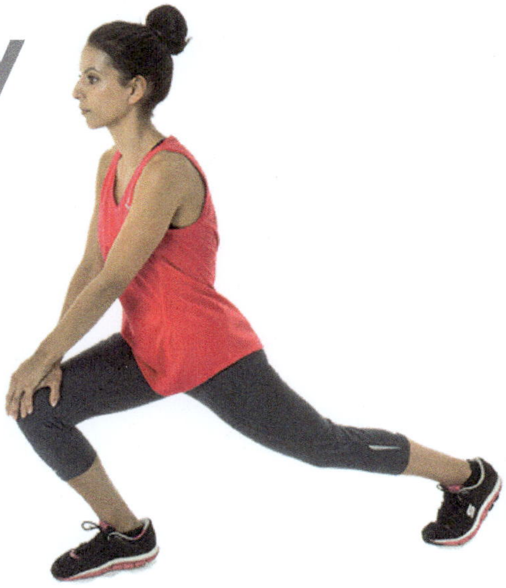

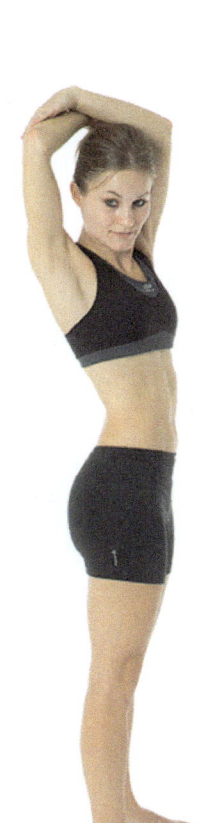

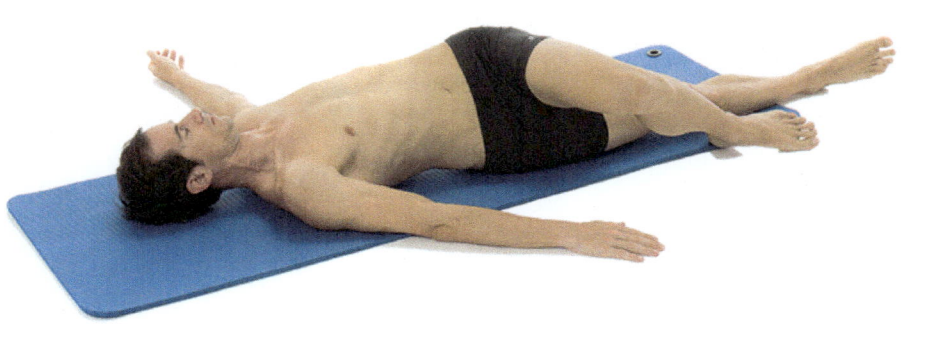

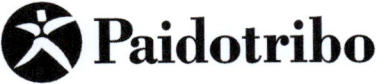

Paidotribo

¿CÓMO USAR ESTA OBRA?

INCLUYE VÍDEOS TUTORIALES

Accesibles en todas las páginas donde aparece el código QR. Para poder acceder a los más de 80 vídeos tienes que escanear el código con tu dispositivo móvil.

Para acceder al contenido multimedia se requiere conexión a internet.

SECCIÓN

ORDEN DE EJECUCIÓN

EXPLICACIÓN DE EJECUCIÓN

TÉCNICA DE EJECUCIÓN

CONTIENE VÍDEO

POSICIÓN DE EJECUCIÓN

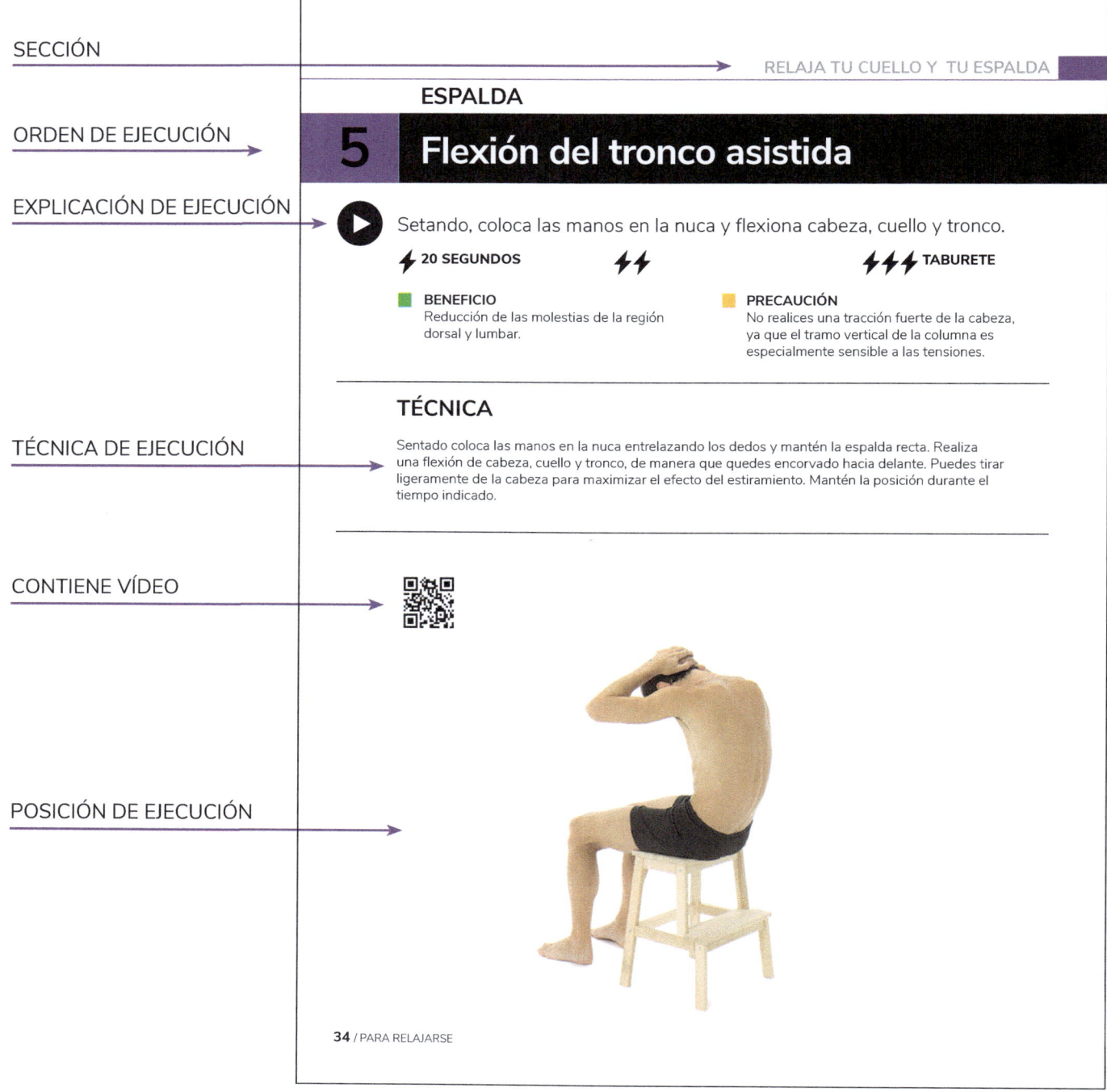

RELAJA TU CUELLO Y TU ESPALDA

ESPALDA

5 Flexión del tronco asistida

Setando, coloca las manos en la nuca y flexiona cabeza, cuello y tronco.

⚡ **20 SEGUNDOS**　　⚡⚡　　⚡⚡⚡ **TABURETE**

🟩 **BENEFICIO**
Reducción de las molestias de la región dorsal y lumbar.

🟨 **PRECAUCIÓN**
No realices una tracción fuerte de la cabeza, ya que el tramo vertical de la columna es especialmente sensible a las tensiones.

TÉCNICA

Sentado coloca las manos en la nuca entrelazando los dedos y mantén la espalda recta. Realiza una flexión de cabeza, cuello y tronco, de manera que quedes encorvado hacia delante. Puedes tirar ligeramente de la cabeza para maximizar el efecto del estiramiento. Mantén la posición durante el tiempo indicado.

34 / PARA RELAJARSE

NOMBRE DEL EJERCICIO

ZONA CORPORAL

ESTIRAMIENTOS CONTRA LA LUMBALGIA

ABDOMEN

Pierna cruzada 4

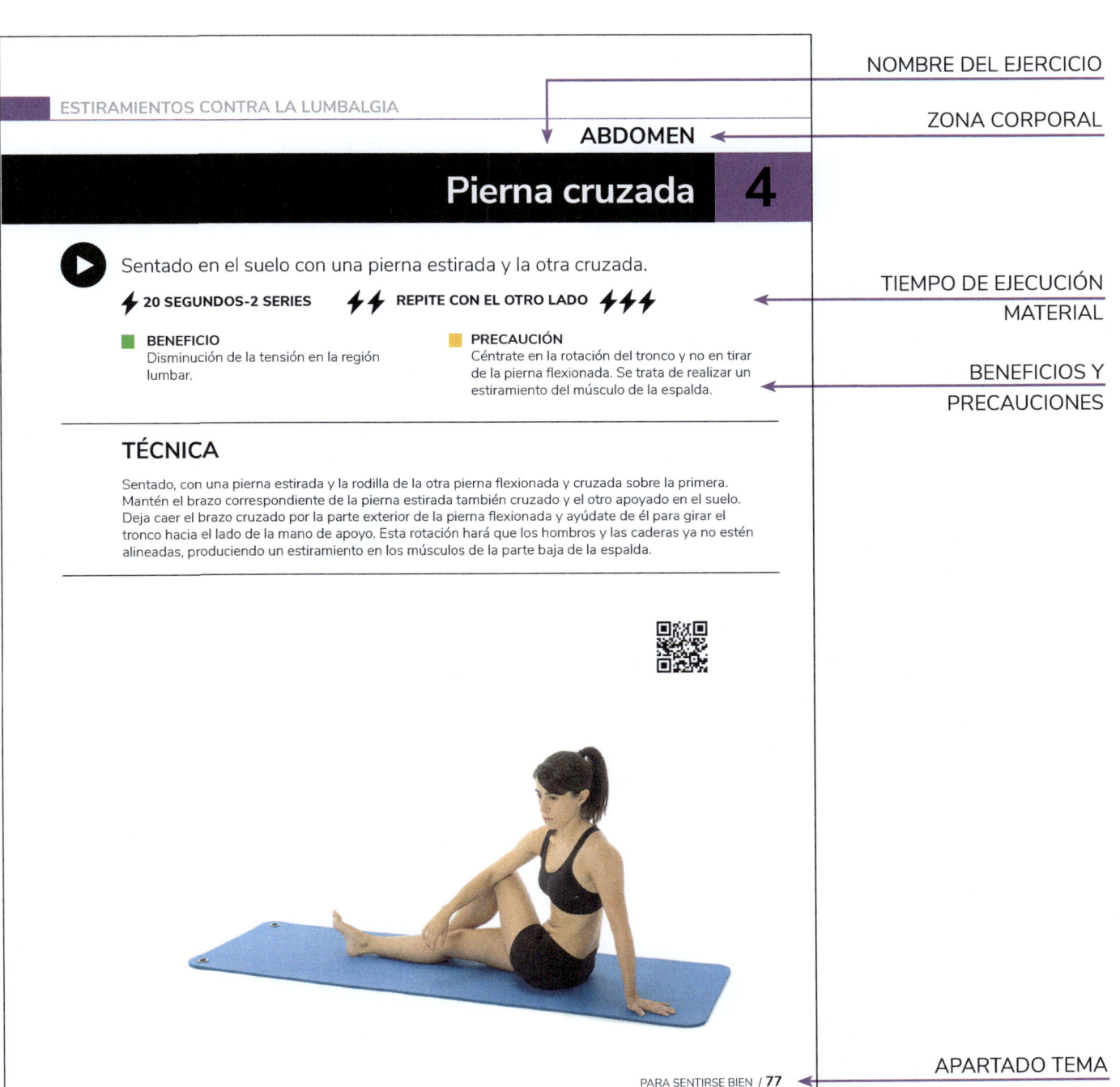

▶ Sentado en el suelo con una pierna estirada y la otra cruzada.

⚡ **20 SEGUNDOS-2 SERIES**   ⚡⚡ **REPITE CON EL OTRO LADO** ⚡⚡⚡

TIEMPO DE EJECUCIÓN
MATERIAL

🟩 **BENEFICIO**
Disminución de la tensión en la región lumbar.

🟨 **PRECAUCIÓN**
Céntrate en la rotación del tronco y no en tirar de la pierna flexionada. Se trata de realizar un estiramiento del músculo de la espalda.

BENEFICIOS Y
PRECAUCIONES

TÉCNICA

Sentado, con una pierna estirada y la rodilla de la otra pierna flexionada y cruzada sobre la primera. Mantén el brazo correspondiente de la pierna estirada también cruzado y el otro apoyado en el suelo. Deja caer el brazo cruzado por la parte exterior de la pierna flexionada y ayúdate de él para girar el tronco hacia el lado de la mano de apoyo. Esta rotación hará que los hombros y las caderas ya no estén alineadas, produciendo un estiramiento en los músculos de la parte baja de la espalda.

PARA SENTIRSE BIEN / **77**

APARTADO TEMA

SUMARIO

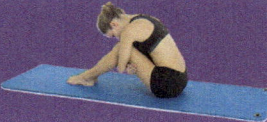

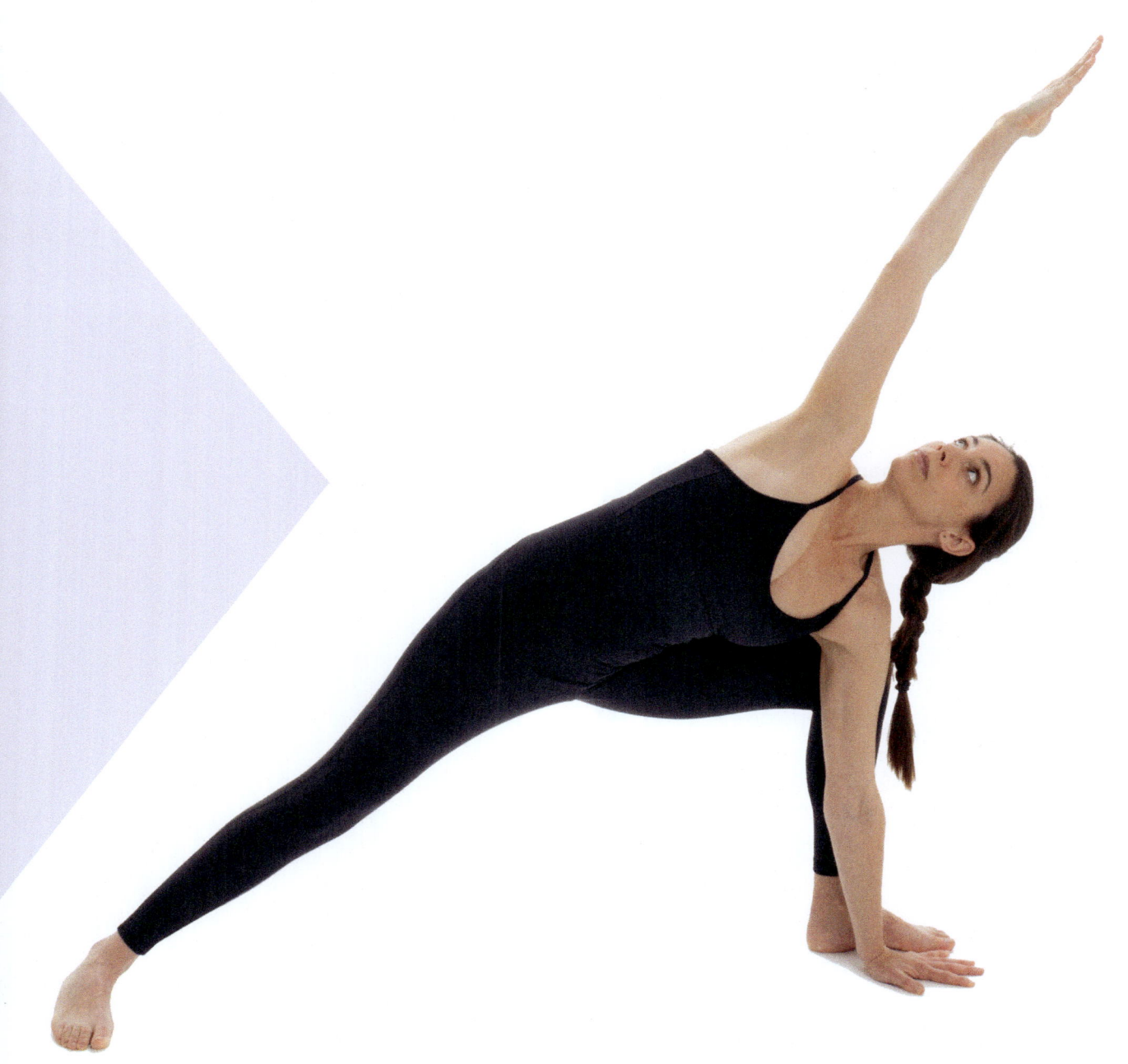

INTRODUCCIÓN

Bienvenido a la serenidad y al bienestar interior, este es el camino hacia una vida larga y de calidad. Pocas personas ignoran hoy en día la importancia del cuidado del cuerpo y la incidencia positiva que el ejercicio tiene sobre el organismo.

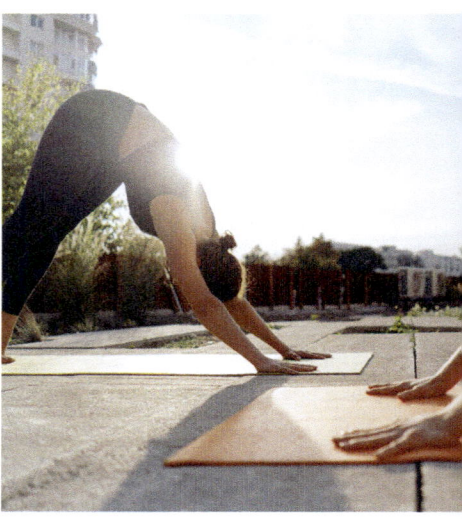

En las páginas que siguen podrás descubrir rutinas de ejercicios que te ayudarán a relajarte y sentirte bien. Estos ejercicios están basados en la aplicación de fitness Massfit y diseñados por entrenadores expertos.

¿CÓMO DEBES PROCEDER?

Para obtener los mejores resultados es importante que planifiques tus rutinas. No te impongas muchas sesiones. Escucha a tu cuerpo y realiza aquellos ejercicios que te hagan sentir bien.

La regla de oro:

> **Una vez por semana = mantenimiento**
> **Más de una vez por semana = progreso**

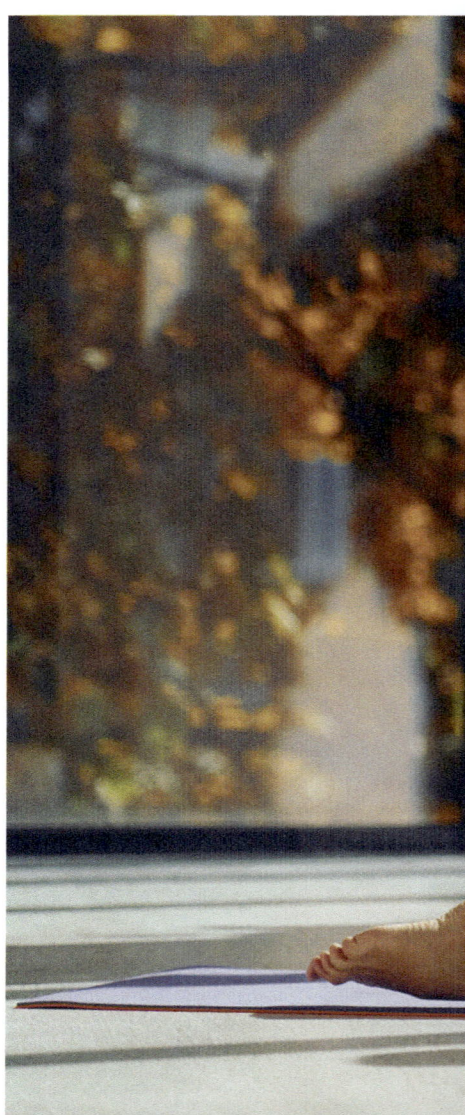

Deberás encontrar tu frecuencia ideal en función de tus necesidades, tu condición física de partida y el tiempo del que dispongas a diario. Para facilitarte esta tarea en el libro encontrarás rutinas de pocos minutos o de más de 20. Asimismo, en cada ejercicio se señala la cantidad de series y de repeticiones o el tiempo de ejecución.

De nada sirve realizar los ejercicios durante dos semanas y abandonar después completamente durante dos meses. El secreto para alcanzar una buena forma física y mental y mantenerla es la regularidad y la perseverancia.

Cada rutina ha sido elaborada con esmero, con el propósito de brindarte momentos de calma y renovación. Desde ejercicios de respiración hasta estiramientos suaves, encontrarás gran variedad de herramientas para sentirte bien y cultivar la relajación en tu vida diaria.

INTRODUCCIÓN

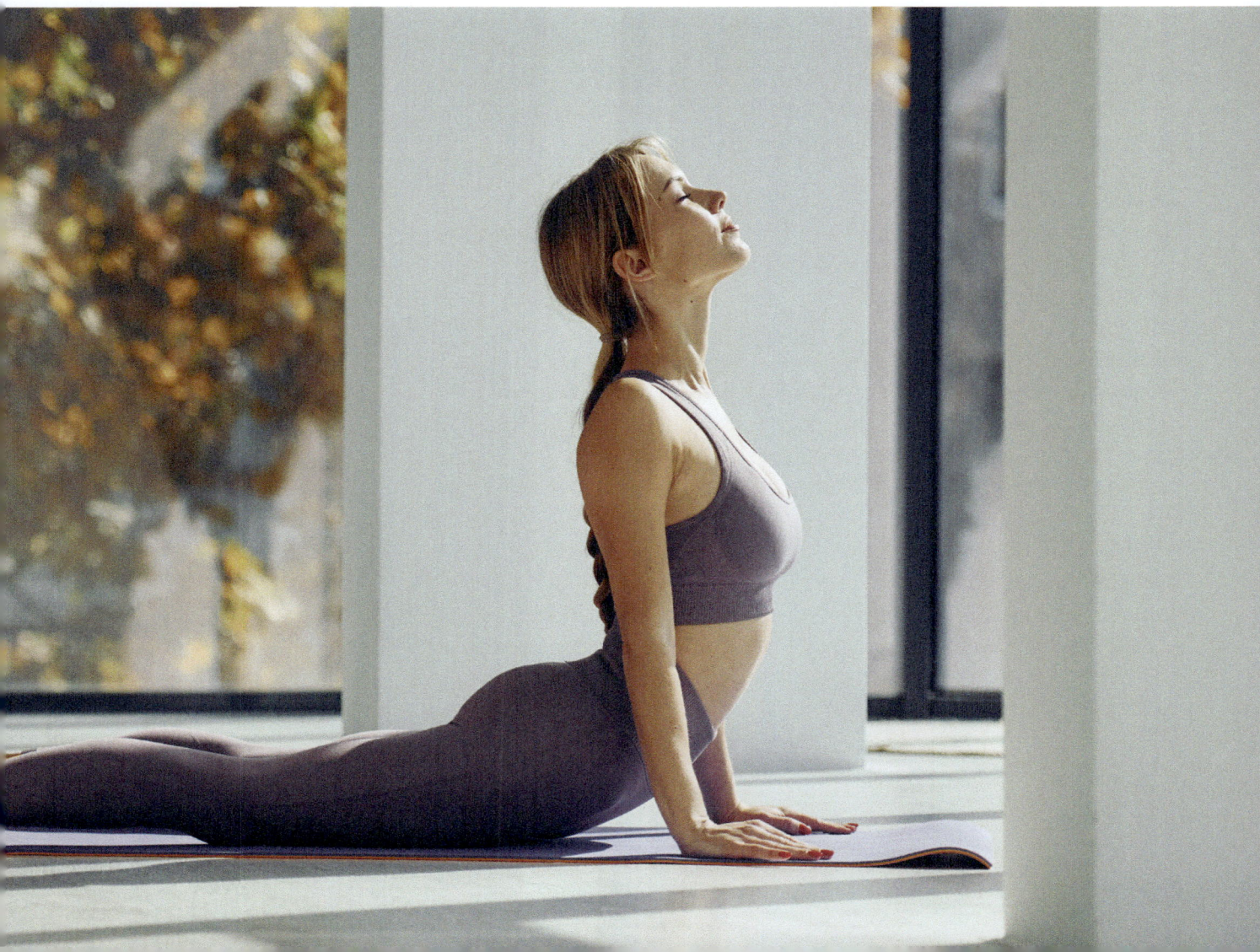

Prepárate para iniciarte en un viaje de auto descubrimiento y auto cuidado. A lo largo de estas páginas, te guiaremos paso a paso hacia un estado de tranquilidad interior, donde podrás liberar las tensiones acumuladas, mejorar la flexibilidad, encontrar equilibrio y experimentar una sensación renovada de vitalidad y armonía.

En un mundo lleno de prisas y responsabilidades, es fundamental dedicar tiempo a nutrir nuestro bienestar emocional y físico. Aquí te ofrecemos un espacio donde podrás desconectar del estrés diario y reconectar contigo mismo.

Es hora de comenzar este camino hacia una vida más relajada, plena y feliz.

INTRODUCCIÓN

LA IMPORTANCIA DE LA RESPIRACIÓN

Es preciso tomar conciencia de nuestra respiración natural antes de iniciar cualquier ejercicio. La observación de la respiración nos permite obtener mucha información sobre nuestro estado físico y psicológico.

Los ejercicios de respiración nos ayudan a relajarnos y reducir el estrés. Esto se debe a que cuando respiramos profundamente, el cuerpo envía un mensaje al cerebro para calmarse y relajarse. Son una buena forma de reducir la tensión.

A continuación, te presentamos los cuatro tipos de respiración básicos que se pueden realizar de forma consciente.

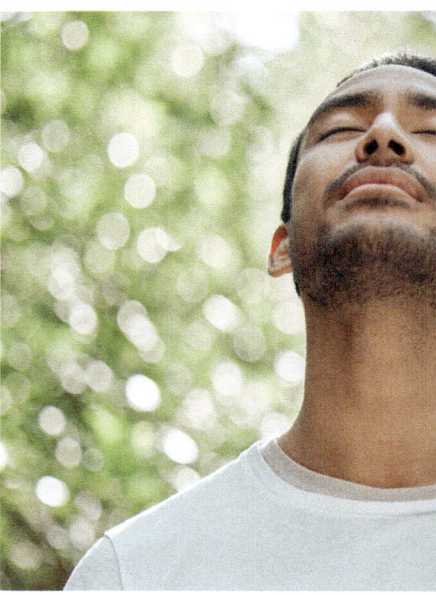

RESPIRACIÓN DIAFRAGMÁTICA
Esta es la respiración más sencilla y natural, la que observamos en un bebé cuando duerme plácidamente. Sin embargo, la respiración diafragmática no solo es una respiración abdominal relajada, hay que ejecutarla teniendo en cuenta la cintura abdominal.

RESPIRACIÓN TORÁCICA
Es una respiración profunda. El aire entra en el tórax y este se expande hacia arriba y a los lados. La elevación del pecho se realiza gracias a los músculos intercostales.

RESPIRACIÓN CLAVICULAR
Es aquella que se produce con la parte más alta de los pulmones. Es propio de las personas ansiosas, nerviosas o deprimidas. En este tipo de respiración se recoge menos cantidad de aire. Cuando se inspira, parece como si los hombros se elevaran, de ahí su nombre.

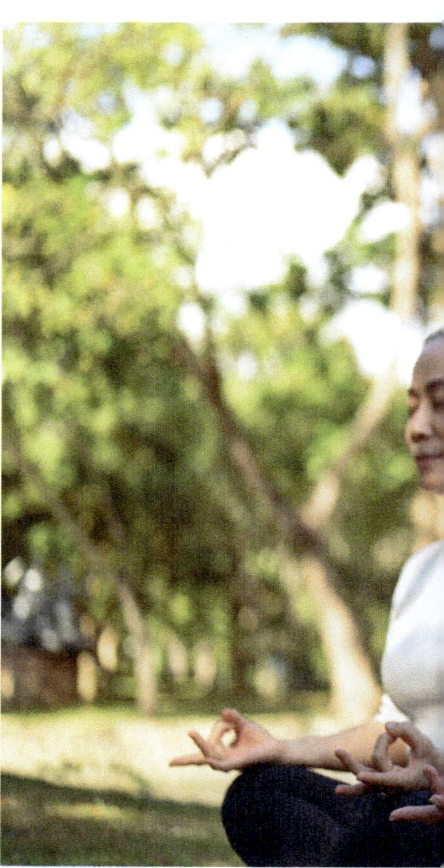

RESPIRACIÓN PARADÓJICA
Aparece tras tener un susto o sufrir una situación inesperada que nos causa una impresión. En situaciones estresantes también adoptamos esta respiración. La pared abdominal, durante la inspiración, se mueve hacia dentro, y en la espiración, hacia fuera. Todo lo contrario de lo que sucede en la respiración diafragmática.

INTRODUCCIÓN

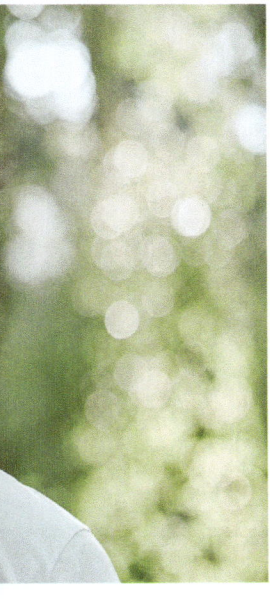

LA RELAJACIÓN

Las técnicas de relajación tienen muchos efectos beneficiosos sobre nuestra salud física, mental y emocional. Contribuyen a reducir los niveles de tensión corporal y psicológica, a modular el dolor y gestionar el malestar general. Por lo que es un buen recurso cuando nos encontramos en situaciones de estrés.

La relajación, por el hecho de permanecer en la completa quietud corporal, nos da la oportunidad de percibir con claridad nuestro estado interior. Todo nuestro movimiento mental interno aflora a la superficie, por lo tanto, es una buena ocasión para hacernos conscientes de si existe alguna tensión física o mental. La relajación nos va a permitir "soltar" tensiones de manera que, poco a poco, los problemas pierdan fuerza.

Existen muchas técnicas específicas de relajación, aunque la más conocida y la que se utiliza normalmente es Savasana, la postura del cadáver.

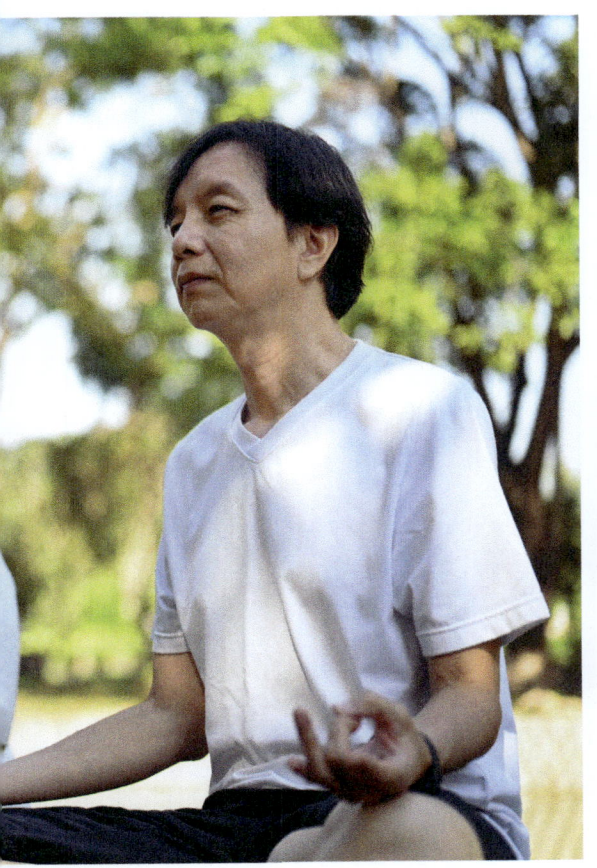

Consejos para conseguir una adecuada relajación

· Utiliza ropa holgada y cómoda, a ser posible de algodón.
· Busca un lugar tranquilo que te facilite la concentración.
· Cuida las posturas.
· Concéntrate en el ejercicio.
· Practica los ejercicios con frecuencia.

PARA SABER MÁS

Bibliografía:
Anatomía & Yoga, de Mireia Patiño
Anatomía & Pilates, de Carmen Perelló
Anatomía & Tai Chi, de David Curto e Isabel Romero
Anatomía & 100 estiramientos esenciales, de Guillermo Seijas

La respiración

 Respiración natural

Para tomar consciencia de la respiración, colócate sentado en Sukasana o bien tumbado en Savasana. Cierra los ojos y, sin modificar el proceso respiratorio, percibe cómo entra y cómo sale el aire por los orificios nasales. La observación ha de ser pasiva, advierte dónde surge, qué parte del cuerpo se expande, cuál se contrae, así como el tacto y la temperatura del aire que entra y sale por la nariz.
Acepta la respiración tal y como es, sin intentar modificarla. Permanece así unos minutos. Si aparece un bloqueo o fatiga, para y bosteza estirando el cuerpo.

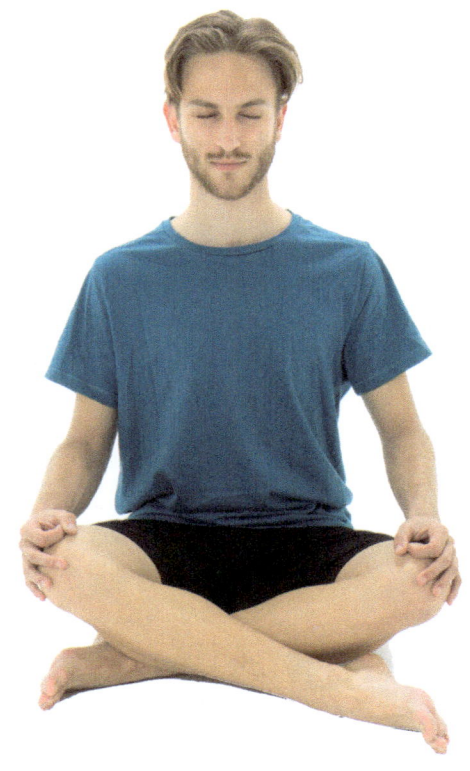

La respiración

 Respiración diafragmática

Estirado en Savasana, coloca las manos a ambos lados del abdomen. En un primer momento, instaura una respiración abdominal de manera que al inspirar el abdomen se eleve y al exhalar baje en dirección al suelo.

Una vez conseguida esta respiración abdominal "relajada", efectúa la respiración centrando la atención en la cintura abdominal. Para ello, es necesario que mantengas un ligero tono muscular por debajo del ombligo. Al inspirar, se ensancha solo la parte superior del abdomen. El volumen de aire inspirado es el mismo que en una respiración relajada, pero ahora la contrapresión de los abdominales hace que se ensanche la parte superior del abdomen, creando además una presión intraabdominal adecuada. Esto es importante a fin de evitar una deformación permanente del vientre.

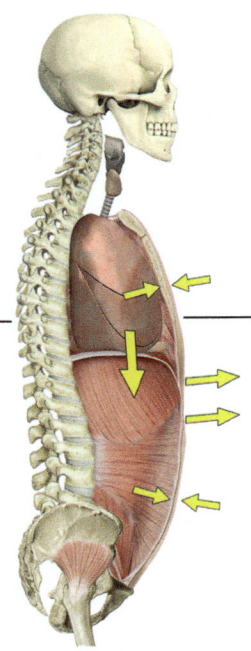

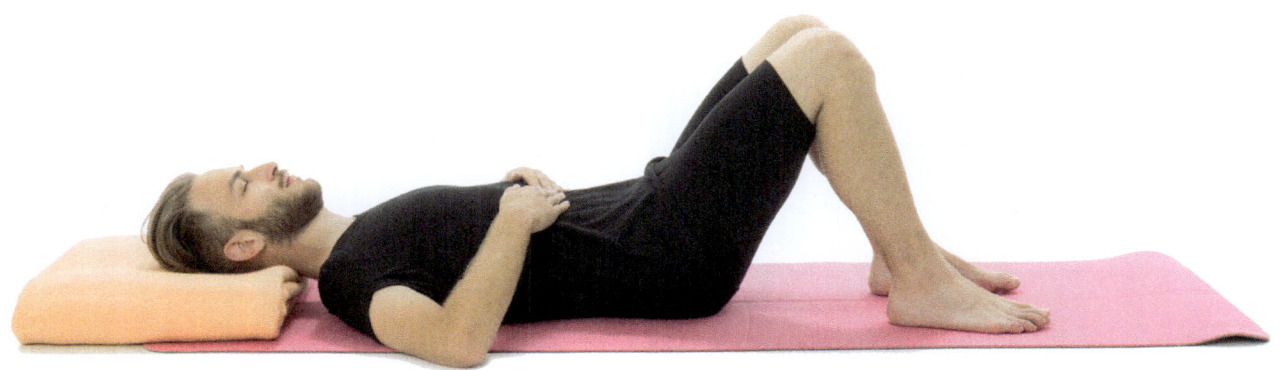

La respiración

 Respiración torácica

La posición de Savasana es idónea para experimentar la respiración torácica. Coloca ambas manos a la altura de las costillas, e inspira intentando que el tórax se expanda hacia los lados y hacia arriba. La pared abdominal permanece relajada, pero al mismo tiempo conserva un suave tono muscular. En la inspiración, la caja torácica se ensancha al máximo y el diafragma solo interviene a fin de que su bóveda no sea presionada hacia arriba (como sucedería en una espiración o en una respiración inversa o paradójica).

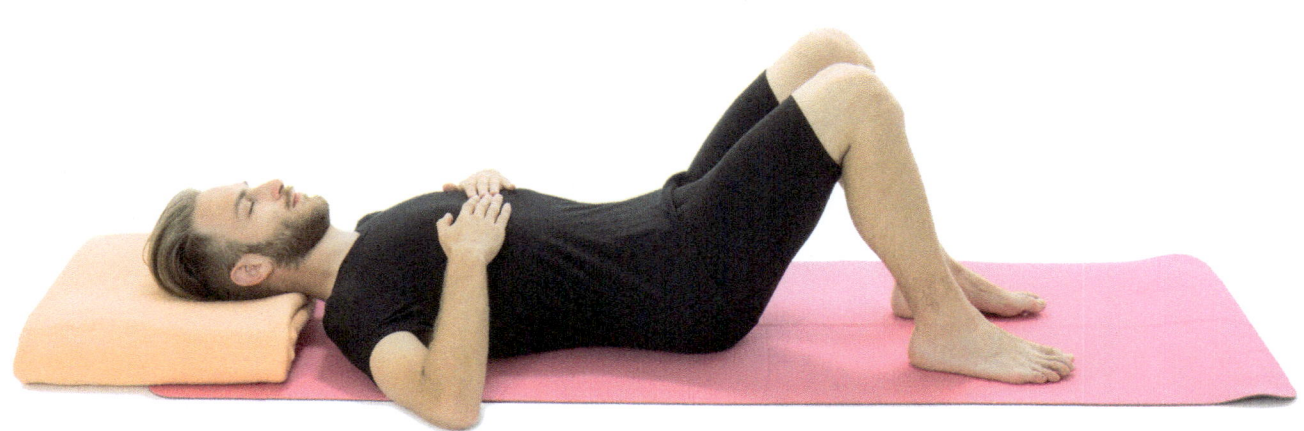

Respiración paradójica

La respiración paradójica es un patrón anormal de respiración en el cual el movimiento del abdomen y el pecho es opuesto al patrón respiratorio normal. En condiciones normales, cuando una persona inhala, el abdomen se expande mientras el diafragma desciende y el pecho se expande ligeramente. En la respiración paradójica, durante la inhalación, el abdomen se retrae mientras el pecho se expande, y durante la exhalación, el abdomen se expande mientras el pecho se retrae.
Este patrón de respiración es indicativo de una disfunción del sistema respiratorio o del sistema nervioso que controla la respiración, y puede ser un signo de situación estresante de lucha o huida en situaciones de emergencia.

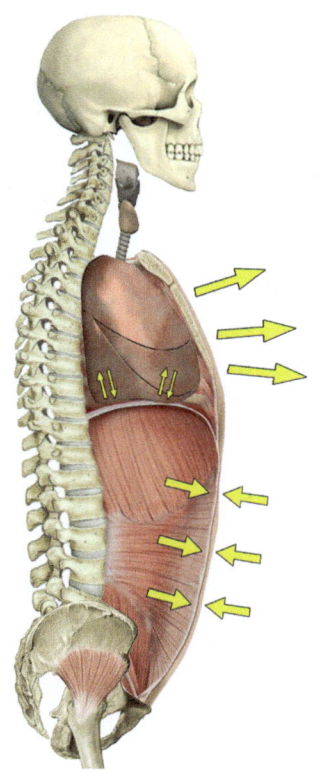

Respiración torácica

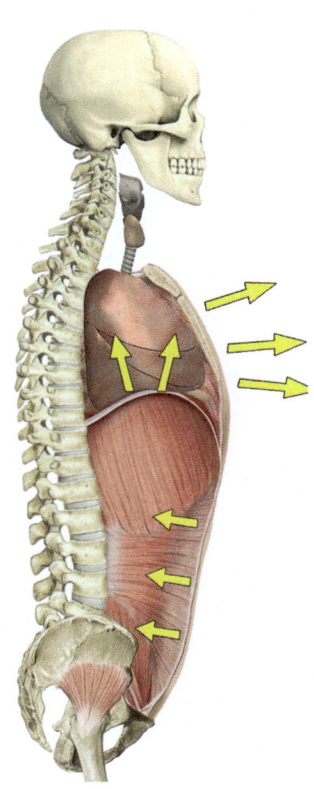

Respiración paradójica

La relajación

 ## Para entrar en la relajación

Comienza centrándote en la respiración abdominal, permitiendo que sea espontánea y libre. Desde los pies hasta la cabeza, toma consciencia de cada parte de tu cuerpo, relajándola progresivamente con cada exhalación.

Libera la tensión en los pies, tobillos, pantorrillas, rodillas, muslos, nalgas, pelvis, tórax, espalda, brazos, manos, hombros, cuello, cabeza y cara. Con el cuerpo profundamente relajado conduce la atención a la respiración, deshazte de pensamientos, llena tu ser de paz y alegría interior. En este estado de profunda relajación y con la mente tranquila, permítete simplemente ser, dejando que la armonía y la tranquilidad te envuelvan por completo.

 ## Para salir de la relajación

Alarga un poco la respiración. Con mucha lentitud, mueve los dedos de las manos y los pies. Transmite el movimiento muy despacio por brazos y piernas. Estira el cuerpo, abre los ojos, frota las palmas de las manos y las plantas de los pies entre ellas. Permanece sentado unos minutos antes de ponerte de pie.

La relajación

 Savasana. La postura del cadáver

Estirado en el suelo, separa ligeramente las piernas y deja caer los pies hacia fuera. Coloca los brazos un poco separados del cuerpo, con las palmas de las manos mirando hacia arriba. Cierra los ojos y observa tu cuerpo, la respiración, los pensamientos, sin juzgar, sin modificar nada, tan solo intensificando la consciencia.

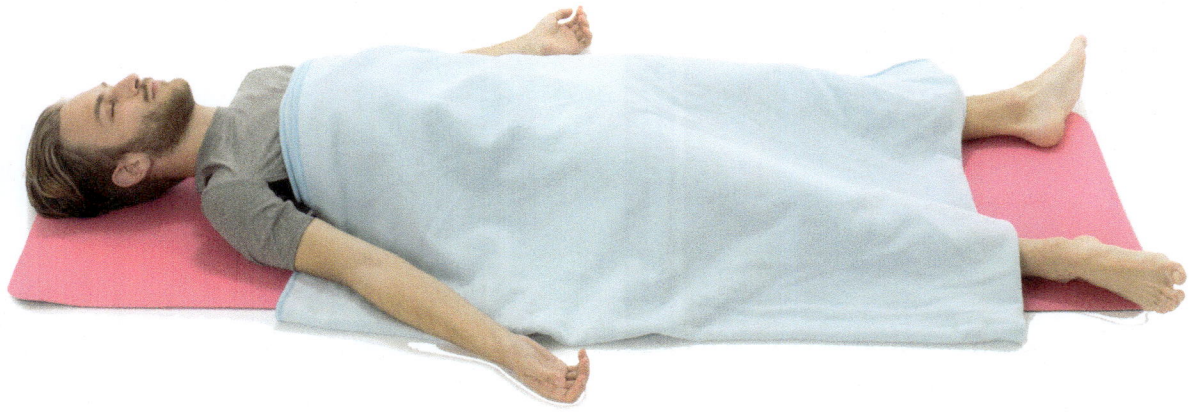

La relajación

 Balasana. La postura del niño

Sentado sobre los talones con las piernas juntas, coloca las manos en el suelo y deja caer el abdomen sobre los muslos, luego reposa la frente en el suelo. Sitúa los brazos a ambos lados del tronco, con las palmas de las manos hacia arriba. Relaja los hombros y toda la espalda, cierra los ojos y observa la respiración. Para abandonar la postura, coloca las manos en el suelo, a los lados de las rodillas, y apoyándote en los brazos levántate poco a poco.

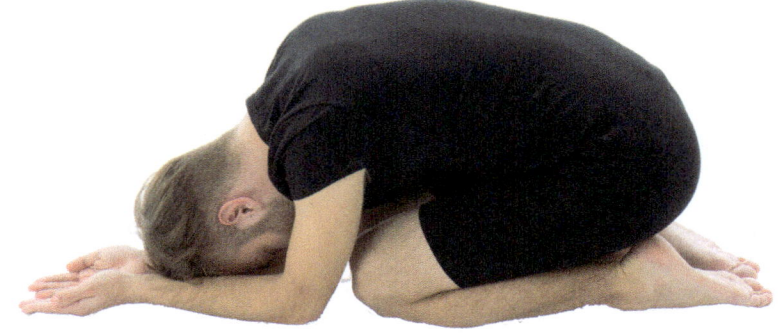

La relajación

 Sukasana. La postura fácil

Sentado en el suelo con las piernas cruzadas, coloca una pierna delante de la otra, de manera que las rodillas se separen y los pies descansen debajo de estas. La columna vertebral ha de estar recta y alineada. Pon las manos en las rodillas con las palmas hacia arriba o hacia abajo, según tu preferencia. Relaja los hombros y deja que se caigan suavemente hacia atrás y hacia abajo. Cierra los ojos y céntrate en la respiración. Observa cómo entra y sale el aire de manera natural. Con cada inhalación, permite que el abdomen se expanda. Con cada exhalación, deja que el abdomen se contraiga ligeramente. Mantén la postura durante varios minutos, permitiendo que la mente y el cuerpo se relajen profundamente. Puedes centrarte en una palabra o una imagen tranquilizadora para ayudar a calmar la mente. Cuando estés listo para salir de la postura, abre los ojos despacio y estira el cuerpo de manera gradual antes de levantarte.

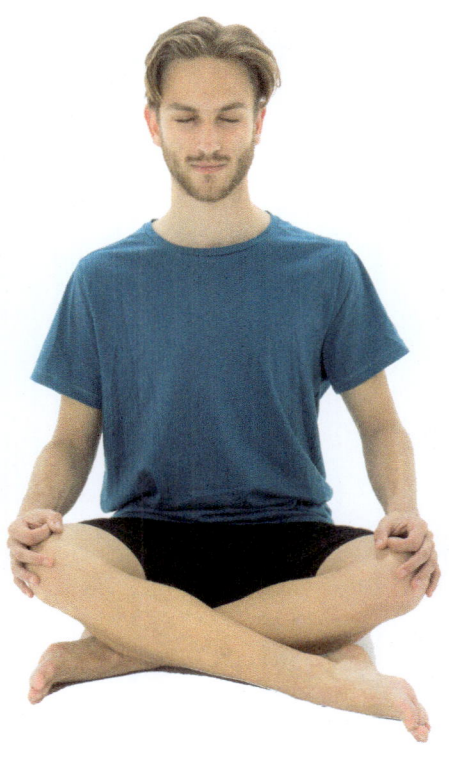

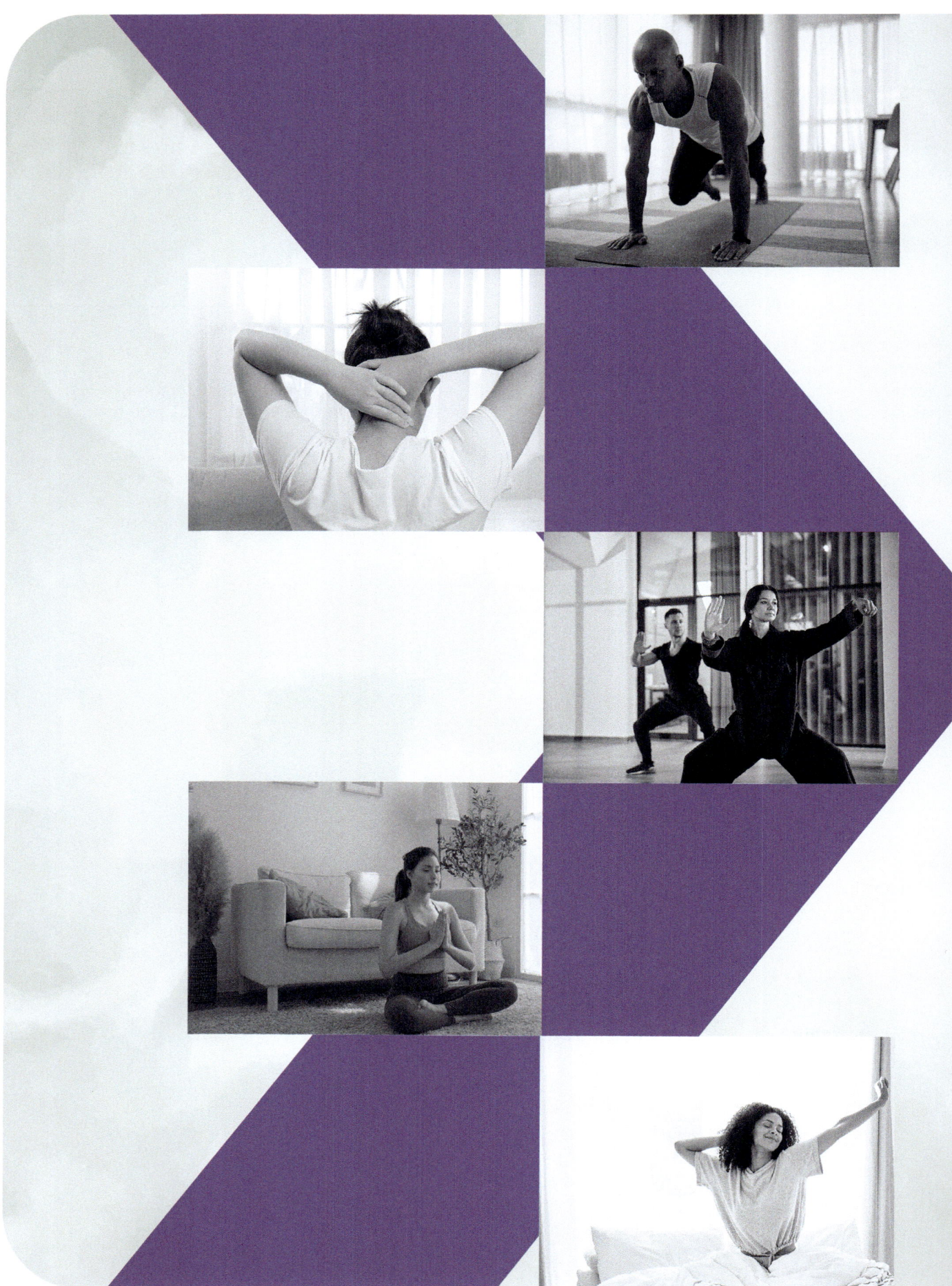

PARA RELAJARSE

Realizar ejercicios de relajación puede brindarte muchos beneficios en tu día a día.

Estas rutinas que te proponemos te ayudarán a mejorar tu salud y reducir el estrés dedicando solo unos minutos al día. Crea una rutina y un ambiente agradable y verás como realizando estos ejercicios regularmente conseguirás liberarte de las tensiones diarias y aumentar tu calidad de vida.

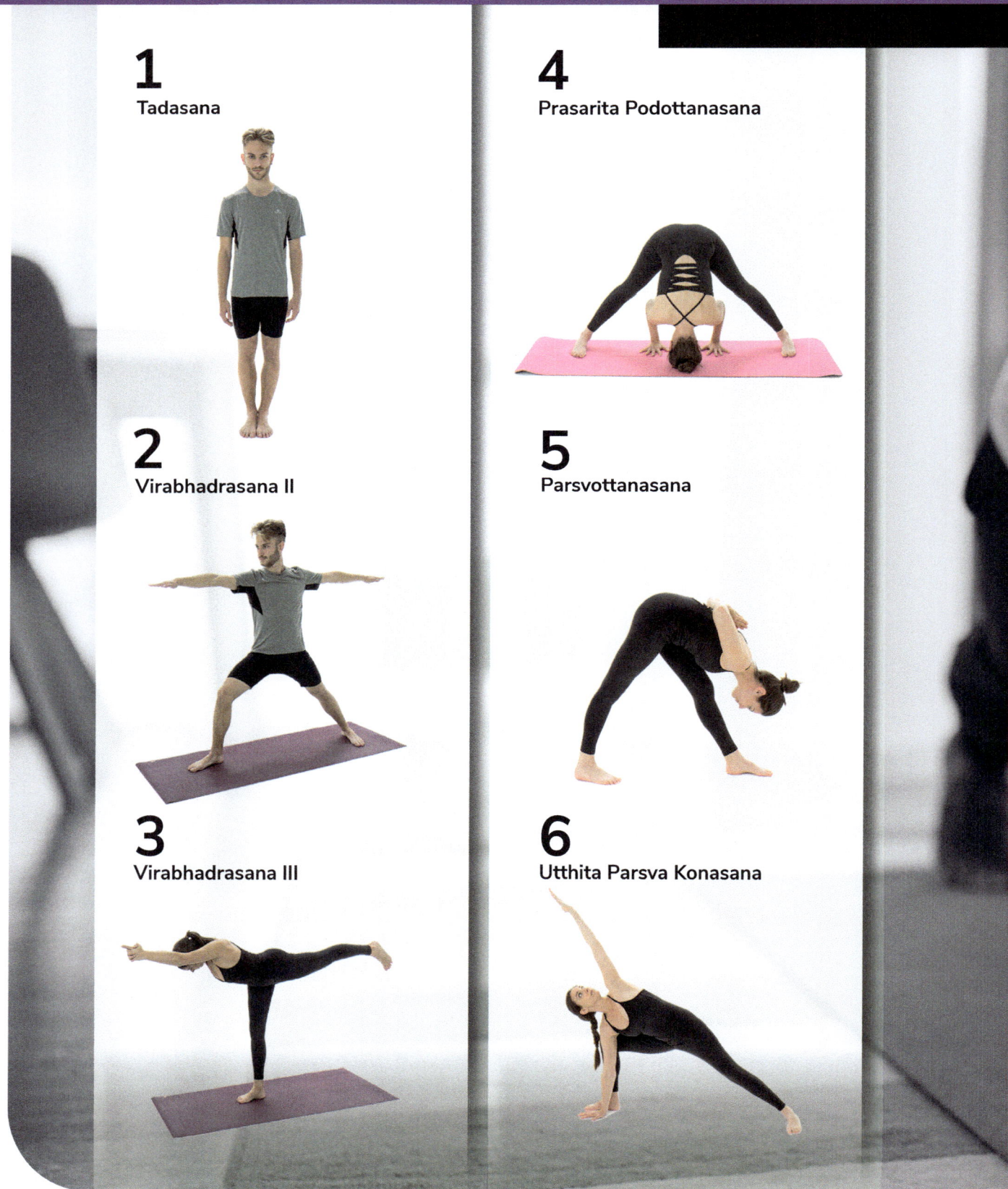

1
Tadasana

2
Virabhadrasana II

3
Virabhadrasana III

4
Prasarita Podottanasana

5
Parsvottanasana

6
Utthita Parsva Konasana

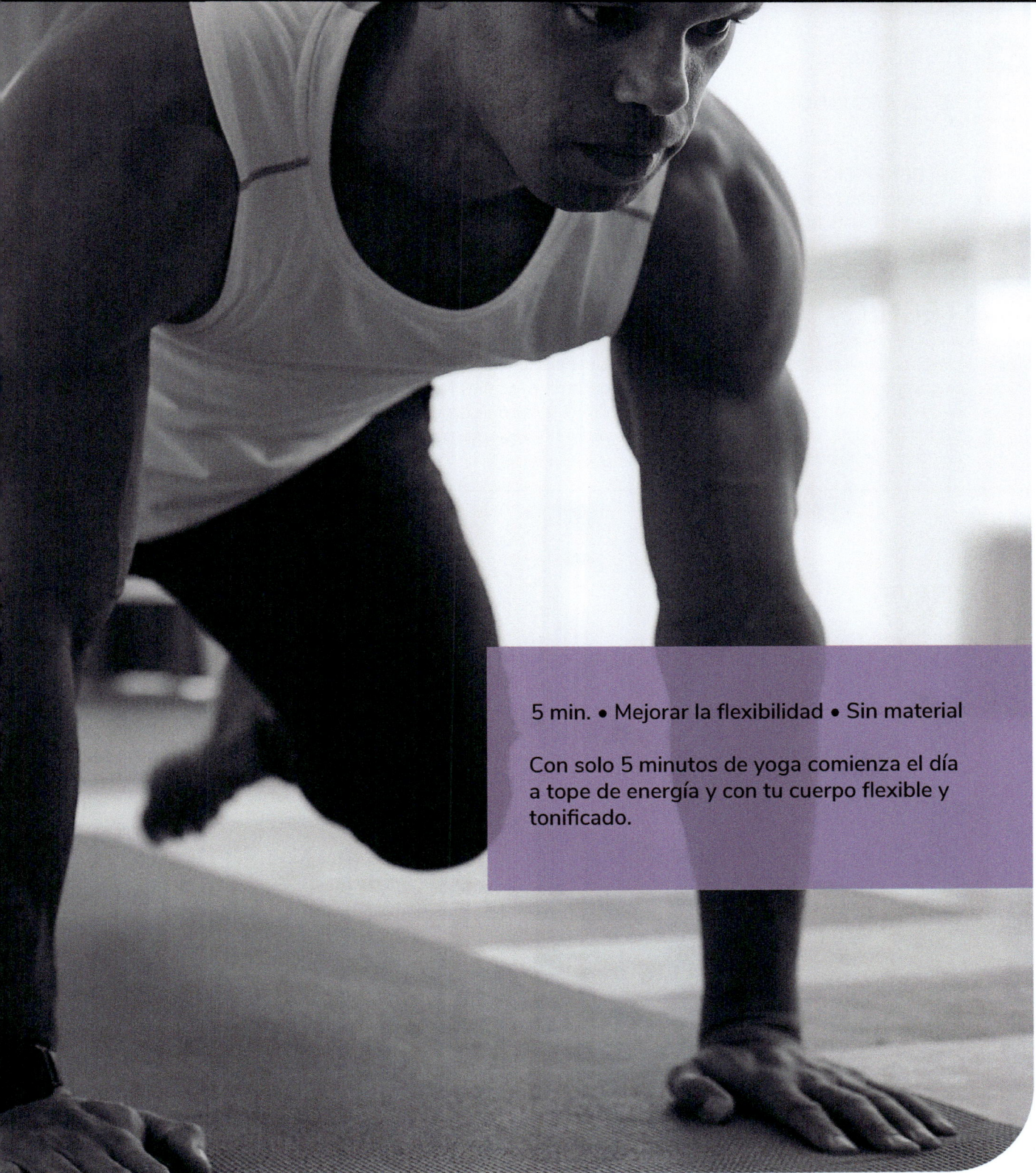

EMPIEZA EL DÍA SIN ESTRÉS

5 min. • Mejorar la flexibilidad • Sin material

Con solo 5 minutos de yoga comienza el día a tope de energía y con tu cuerpo flexible y tonificado.

ESPALDA

1 Tadasana

Colócate recto con los pies juntos, los brazos pegados al cuerpo y observa la respiración.

⚡ **14 SEGUNDOS**　　⚡⚡ **REPITE AL FINAL DE LA RUTINA**　⚡⚡⚡

🟩 **BENEFICIO**
Practicando esta asana se desarrolla la estabilidad, la solidez y la fuerza.

🟨 **PRECAUCIÓN**
Evita realizar esta asana después de haber estado estirado o sentado por largo tiempo.

TÉCNICA

Derecho con los pies juntos, distribuye el peso uniformemente. Visualiza una línea vertical que divide tu cuerpo en dos partes iguales desde el centro de los pies hasta la cabeza. Mantén la columna recta, eleva suavemente el pecho y estira el cuello. Une las palmas de las manos frente al pecho, con los dedos un poco separados. Permanece en esta posición, respirando conscientemente y sintiendo la calma y el equilibrio de tu cuerpo.

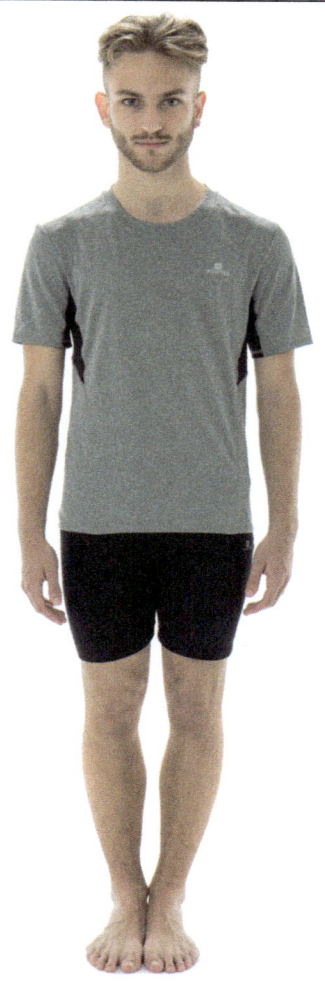

PIERNA

Virabhadrasana II | 2

 Abre las piernas, flexiona una doblando la rodilla y estira los brazos lateralmente.

⚡ **29 SEGUNDOS**   ⚡⚡ **REPITE CON EL OTRO LADO**   ⚡⚡⚡

🟩 **BENEFICIO**
Fortalece las articulaciones de rodillas y cadera, y la musculatura de pies y piernas. Desarrolla el equilibrio, y alivia la rigidez de hombros y espalda.

🟨 **PRECAUCIÓN**
Busca un apoyo estable.

TÉCNICA

Parte de Tadasana y abre las piernas lateralmente. Gira el pie, pierna y cadera derecha 90° mientras que el pie izquierdo gira unos 45°. Dobla la rodilla derecha sin sobrepasar el tobillo. Estira los brazos lateralmente, la punta de los dedos tiene que estar a la altura de los hombros. Gira la cabeza hacia el lado derecho, mirando la punta de los dedos.
Para realizar el lado contrario vuelve a la posición inicial y procede igual con el otro lado.

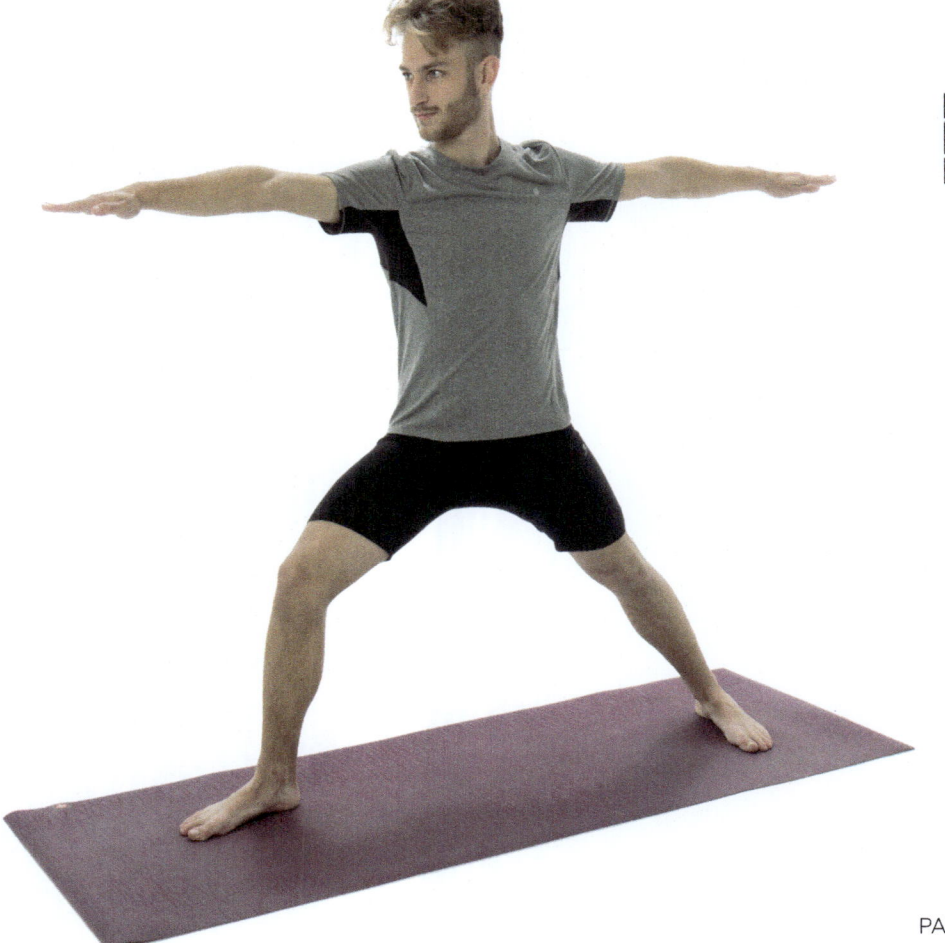

ABDOMEN

3 Virabhadrasana III

Inclina el tronco hacia delante con los brazos estirados y las manos juntas y eleva la pierna hacia atrás.

⚡ **24 SEGUNDOS**   ⚡⚡ **REPITE CON EL OTRO LADO**   ⚡⚡⚡

🟩 **BENEFICIOS**
Tonifica los órganos abdominales. Fortalece pies, tobillos y piernas. Proporciona agilidad y favorece el equilibrio físico y mental.

🟨 **PRECAUCIÓN**
Practica con precaución si tienes problemas articulares o de artrosis en pies, piernas, cadera y hombros.

TÉCNICA

Comienza inclinando el tronco hacia delante poco a poco y eleva la pierna hacia atrás, llevando el cuerpo hacia delante. Estira la pierna que permanece apoyada en el suelo, estira los brazos hacia delante y junta las palmas de las manos. El tronco y la pierna elevada tienen que permanecer paralelos al suelo. La pierna elevada rota internamente, con la ingle mirando hacia abajo. Todo el peso del cuerpo descansa sobre la planta del pie. Mantén la postura respirando tranquilamente.

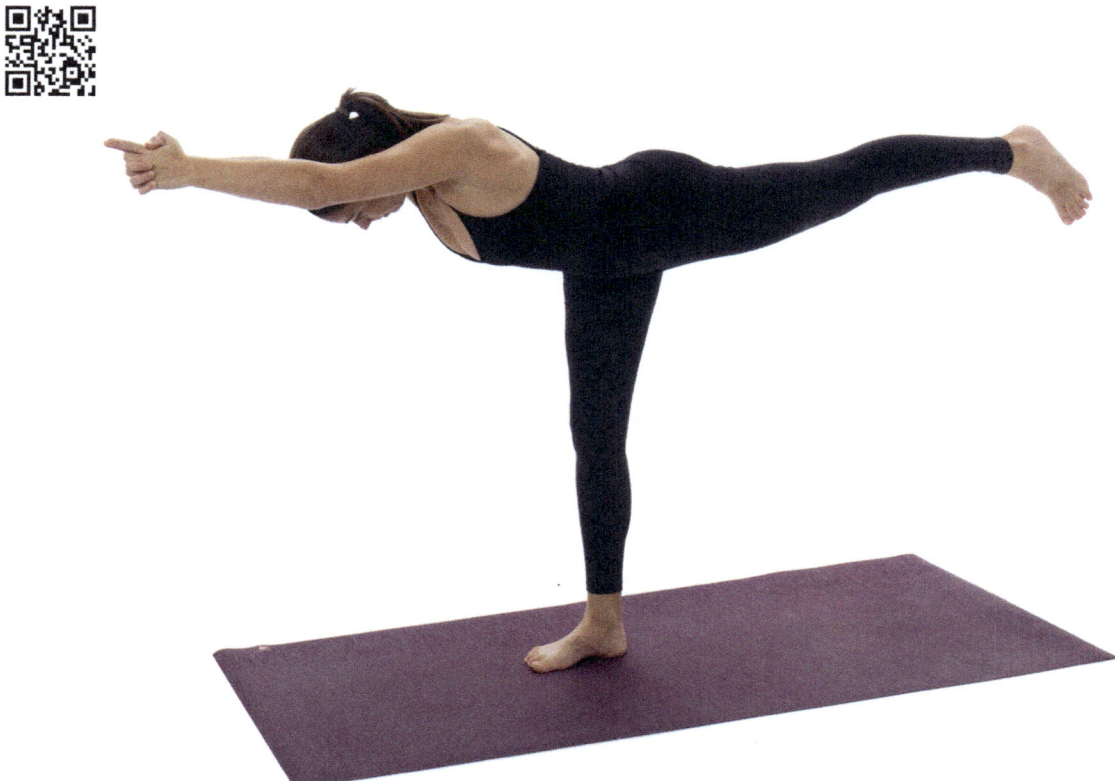

ESPALDA

Prasarita Padottanasana | 4

▶ Inicia la postura en Tadasana, separa ampliamente las piernas, ténsalas y flexiona el tronco hacia delante.

⚡ **41 SEGUNDOS**　　⚡⚡　　　　⚡⚡⚡

🟩 **BENEFICIO**
Estiramiento intenso de toda la parte posterior. Favorece la concentración y el trabajo mental intenso. Combate el estrés y la depresión.

🟨 **PRECAUCIÓN**
Contraindicada para hernias discales y ciática. Si tienes hipertensión, cataratas o presión intraocular no la practiques.

TÉCNICA

Inicia la postura en Tadasana, separa ampliamente las piernas y ténsalas. Con una exhalación coloca las manos en las caderas e inclínate hacia delante con la espalda recta. La flexión del tronco parte de la articulación de la cadera. A continuación pon las palmas de las manos en el suelo, entre los pies, separadas a la anchura de los hombros. Las manos permanecen abiertas y los dedos medios apuntan hacia delante. Si tienes mucha flexibilidad, dobla los codos y busca el suelo con la cabeza.

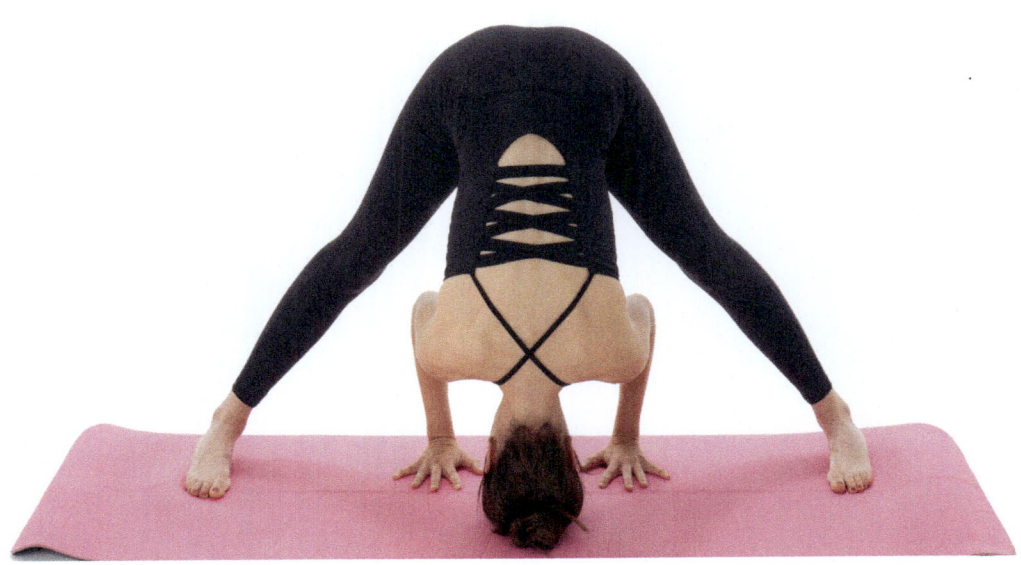

ESPALDA

5 Parsvottanasana

Inicia la postura en Tadasana, separa las piernas y coloca las manos juntas en la espalda e inclina el tronco hacia delante.

⚡ **30 SEGUNDOS**　　⚡⚡ **REPITE CON EL OTRO LADO**　　⚡⚡⚡

🟩 **BENEFICIO**
Fortalece los músculos de las piernas, los pies y los responsables del erguimiento.

🟨 **PRECAUCIÓN**
Contraindicada si tienes lesiones o problemas en la espalda como ciática, hernias discales o problemas con la presión sanguínea.

TÉCNICA

Inicia en Tadasana, separa las piernas lateralmente a un metro más o menos, gira el tronco y el pie derecho unos 90º, el izquierdo unos 75º. Coloca las palmas de las manos juntas en la espalda y abre los codos hacia fuera. Inspira y "crece" hacia arriba, contrayendo los músculos de la base de la pelvis. Con una exhalación inclínate hacia la pierna estirada con la espalda recta. Mantén la postura durante unos segundos.

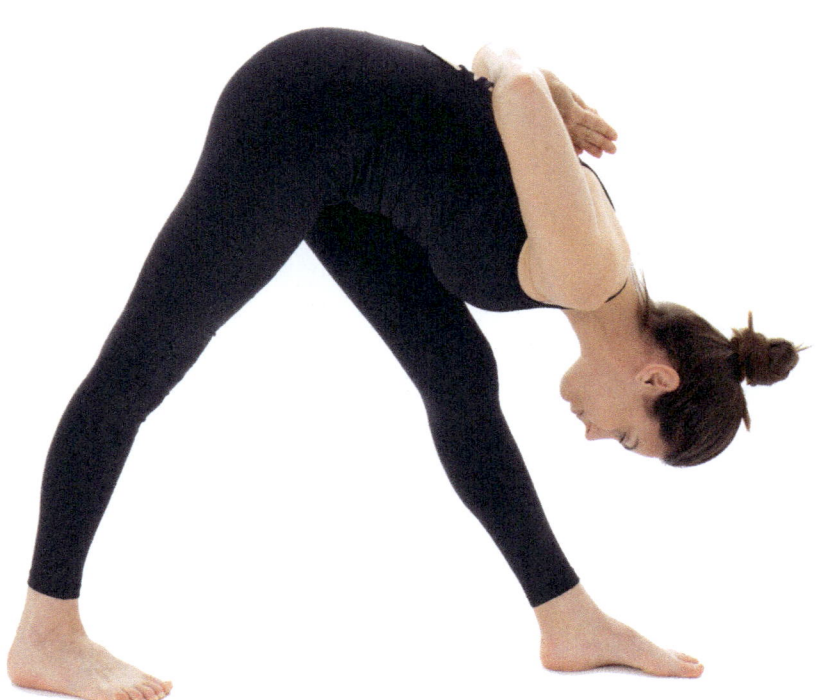

ABDOMEN

Utthita Parsva Konasana | 6

▶ Arquea el cuerpo y extiende el brazo.

⚡ **26 SEGUNDOS**   ⚡⚡ **REPITE CON EL OTRO LADO**   ⚡⚡⚡

🟩 **BENEFICIO**
Proporciona fuerza y resistencia. Estira los músculos y estimula los órganos de la cavidad abdominal.

🟨 **PRECAUCIÓN**
Contraindicado si tienes dolor de cabeza.

TÉCNICA

Parte de Tadasana. Abre las piernas, gira 90° hacia fuera el pie derecho y 45° el izquierdo hacia la derecha. Extiende los brazos en cruz. Dobla la rodilla derecha formando un ángulo recto, de modo que quede alineada con el tobillo. Inclina el tronco hasta colocar la mano derecha en el suelo, al lado del pie derecho, y estira el brazo izquierdo, paralelo al tronco. La palma de la mano izquierda ha de quedar hacia abajo. Gira la cabeza suavemente y dirige la mirada hacia arriba.

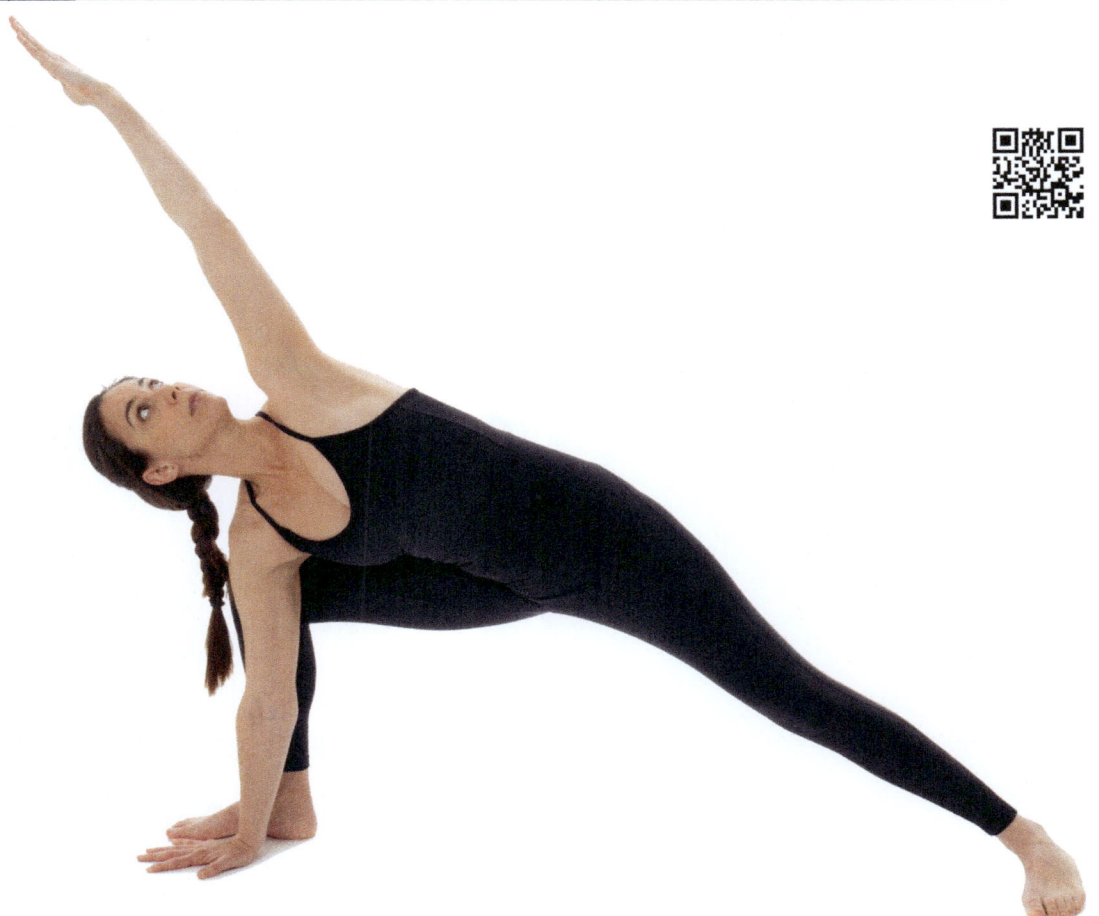

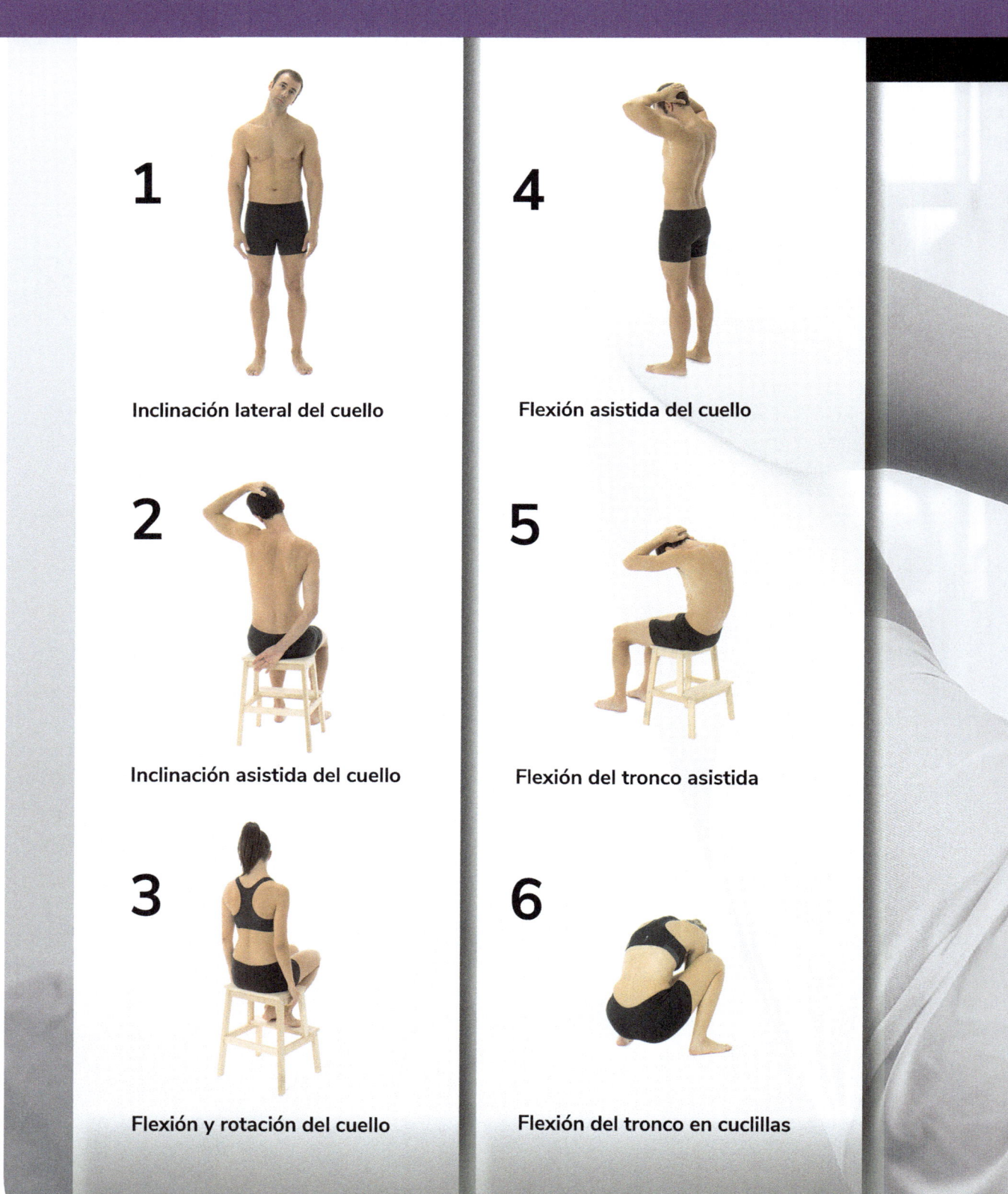

1 Inclinación lateral del cuello

2 Inclinación asistida del cuello

3 Flexión y rotación del cuello

4 Flexión asistida del cuello

5 Flexión del tronco asistida

6 Flexión del tronco en cuclillas

RELAJA TU CUELLO Y TU ESPALDA

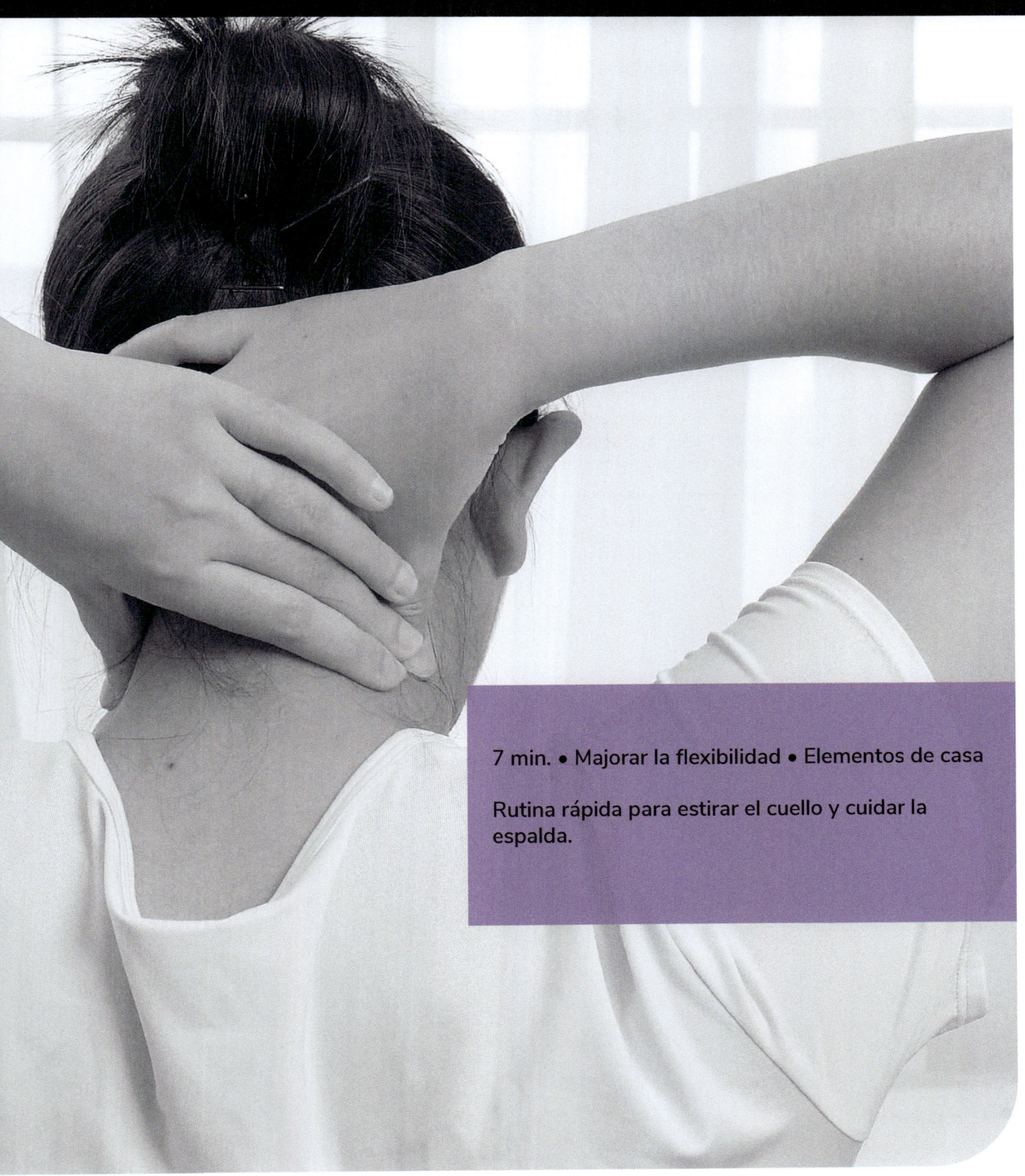

7 min. • Majorar la flexibilidad • Elementos de casa

Rutina rápida para estirar el cuello y cuidar la espalda.

CUELLO

1 Inclinación lateral del cuello

▶ Colócate de pie con los brazos a los lados e inclina la cabeza hacia un lado.

⚡ **20 SEGUNDOS - 3 SERIES**   ⚡⚡ **REPITE CON EL OTRO LADO**   ⚡⚡⚡

🟩 **BENEFICIO**
Disminución de la tensión en la región posterior del cuello.

🟨 **PRECAUCIÓN**
Recuerda que la sensación durante el estiramiento debe ser de molestia, no de dolor. Mantén la mirada al frente.

TÉCNICA

De pie con los brazos a los lados y los pies alineados con los hombros, relaja la musculatura de la cintura escapular. Inclina la cabeza hacia un lado mediante una flexión lateral del cuello, como si quisieras pegar tu oreja al hombro contrario del estiramiento y siempre mirando al frente. Mantén la posición sin relajarte y siente el estiramiento del trapecio y la incomodidad muscular que produce. Para lograr un poco más de intensidad baja el hombro del lado que estiras.

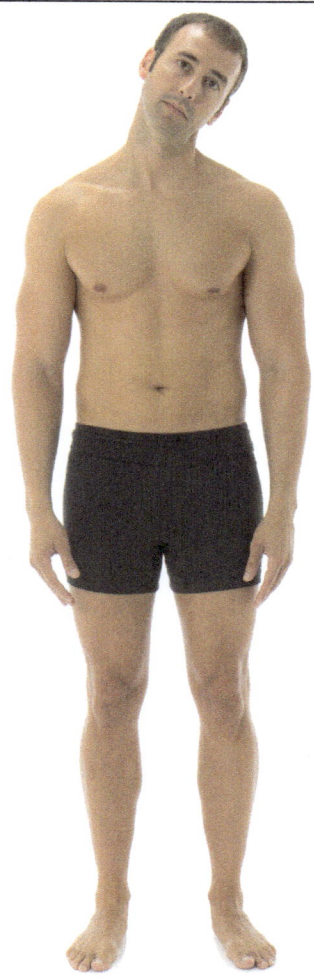

CUELLO

Inclinación asistida del cuello | 2

▶ Sentado con la espalda recta sitúa una mano hacia atrás y otra en la cabeza.

⚡ **20 SEGUNDOS - 2 SERIES**   ⚡⚡ **REPITE CON EL OTRO LADO**   ⚡⚡⚡ **TABURETE**

■ **BENEFICIO**
Disminución de la tensión en la región posterior y lateral del cuello.

■ **PRECAUCIÓN**
Evita realizar una tracción excesiva con la mano para proteger tus cervicales.

TÉCNICA

Con la espalda recta y una mano sobre la cabeza, mantén la mirada al frente sin realizar flexión o extensión de la cabeza. Efectúa una tracción de la cabeza con la mano que reposa sobre ella como si trataras de acercar la oreja al hombro, para lograr la flexión lateral del cuello y la cabeza. Mantén la posición durante el tiempo indicado. Puedes colocar el brazo libre por detrás de la espalda o bajar el hombro del lado del estiramiento para aumentar su intensidad.

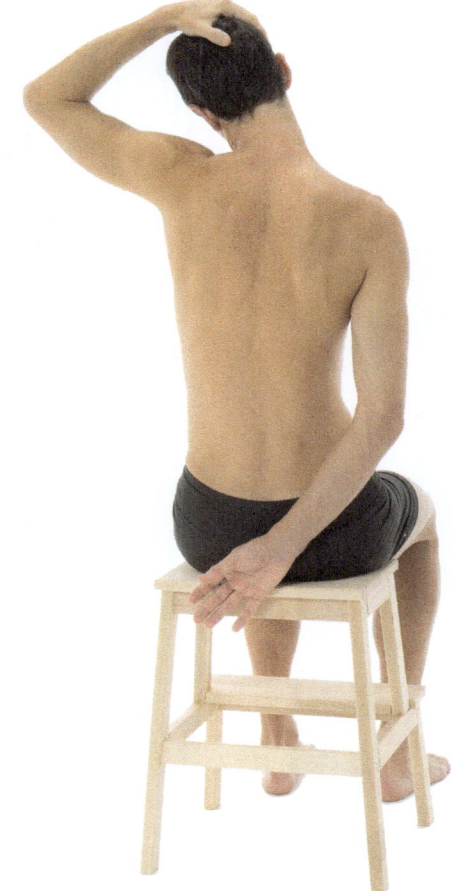

CUELLO

3 Flexión y rotación del cuello

▶ Sentado con la espalda recta y los brazos a los lados.

⚡ **20 SEGUNDOS - 2 SERIES**　　⚡⚡ **REPITE CON EL OTRO LADO**　　⚡⚡⚡ **TABURETE**

🟩 **BENEFICIO**
Disminución de la tensión muscular de toda la región posterior.

🟨 **PRECAUCIÓN**
Recuerda mantener la espalda relajada, pero recta y perpendicular al suelo. Relaja los hombros para que queden colgando.

TÉCNICA

Sentado o de pie, con la espalda recta y la vista al frente. Deja caer los brazos a los lados y relaja los hombros. Gira el cuello no menos de 45° y baja la barbilla como si trataras de alcanzar el pecho con ella. Este movimiento generará tensión muscular para el estiramiento y notarás un ligero desplazamiento hacia arriba del omoplato opuesto al lado al que apunta tu barbilla. Mantén la posición durante el tiempo indicado y posteriormente repite con el otro lado.

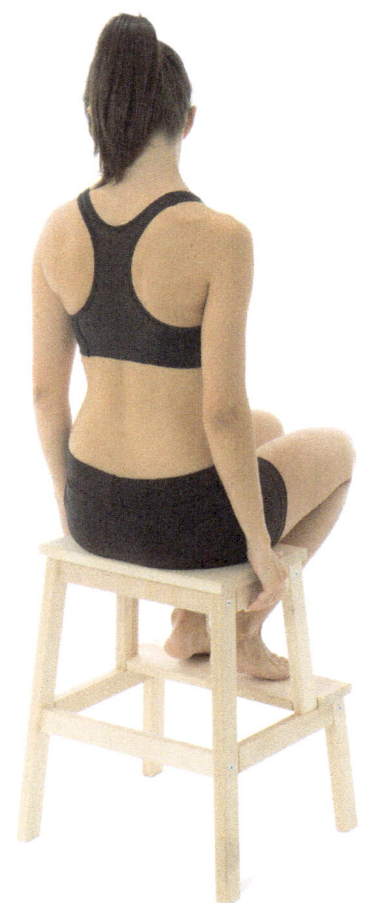

CUELLO

Flexión asistida del cuello 4

▶ De pie con la espalda recta, coloca las manos detrás de la cabeza.

⚡ **15 SEGUNDOS - 2 SERIES** ⚡⚡   ⚡⚡⚡

🟩 **BENEFICIO**
Disminución de la tensión de la región posterior del cuello.

🟧 **PRECAUCIÓN**
Realiza el estiramiento con especial cuidado y procura que la tracción de las manos no sea excesiva.

TÉCNICA

De pie con la espalda recta y mirando al frente, pon las manos detrás de la cabeza y mantén los pies alineados con los hombros. Inclina la cabeza hacia delante como si trataras de alcanzar el pecho con el mentón y ayúdate de las manos mediante tracción. Probablemente notes la tensión del estiramiento en la nuca. Mantén la posición durante el tiempo indicado y recuerda que debes sentir cierto grado de malestar, pero nunca dolor.

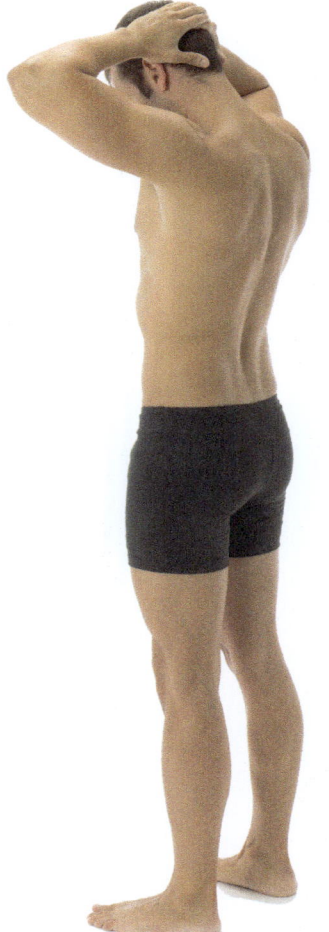

ESPALDA

5 Flexión del tronco asistida

▶ Sentado, coloca las manos en la nuca y flexiona cabeza, cuello y tronco.

⚡ **20 SEGUNDOS**   ⚡⚡   ⚡⚡⚡ **TABURETE**

🟩 **BENEFICIO**
Reducción de las molestias de la región dorsal y lumbar.

🟨 **PRECAUCIÓN**
No realices una tracción fuerte de la cabeza, ya que el tramo cervical de la columna es especialmente sensible a las tensiones.

TÉCNICA

Sentado, coloca las manos en la nuca entrelazando los dedos y mantén la espalda recta. Realiza una flexión de cabeza, cuello y tronco, de manera que quedes encorvado hacia delante. Puedes tirar ligeramente de la cabeza para maximizar el efecto del estiramiento. Mantén la posición durante el tiempo indicado.

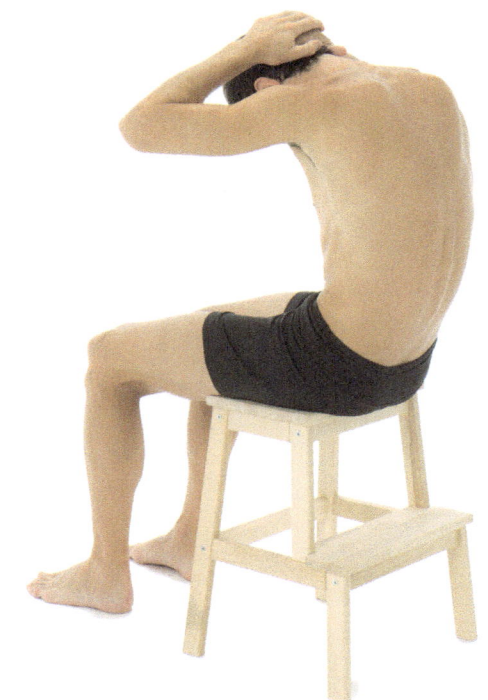

ESPALDA

Flexión del tronco en cuclillas | 6

▶ En cuclillas, coloca los brazos por dentro de las piernas.

⚡ **20 SEGUNDOS - 3 SERIES**   ⚡⚡   ⚡⚡⚡

🟩 **BENEFICIO**
Alivio de la tensión en la musculatura de la espalda.

🟨 **PRECAUCIÓN**
Parte de una posición estable y de equilibrio, ya que la inclinación del tronco hacia delante puede desestabilizarte.

TÉCNICA

Colócate en cuclillas con los brazos por dentro de las piernas, los codos flexionados y las manos recogidas entre sí. El tronco debe quedar inclinado hacia delante. Flexiónalo e inclínalo hacia delante de manera que sientas la tensión a lo largo de tu espalda. En el momento de máxima tensión, asegúrate de mantener el equilibrio y sostener la posición durante el tiempo indicado.

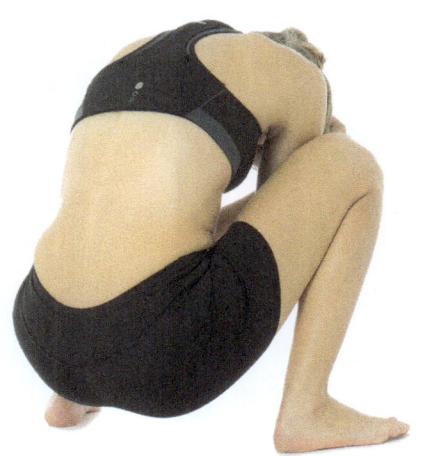

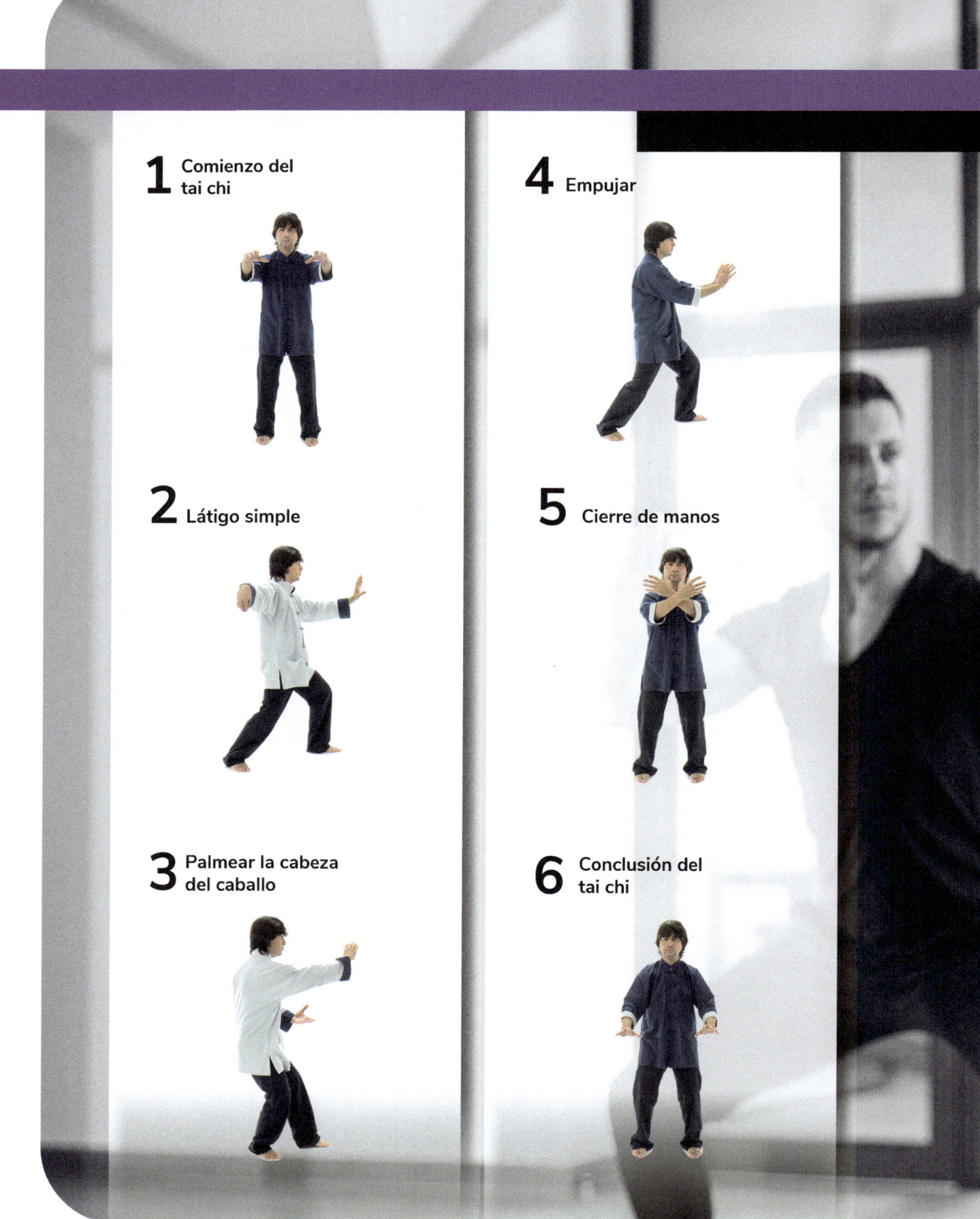

1 Comienzo del tai chi

2 Látigo simple

3 Palmear la cabeza del caballo

4 Empujar

5 Cierre de manos

6 Conclusión del tai chi

TAI CHI CHUAN PARA RELAJARSE

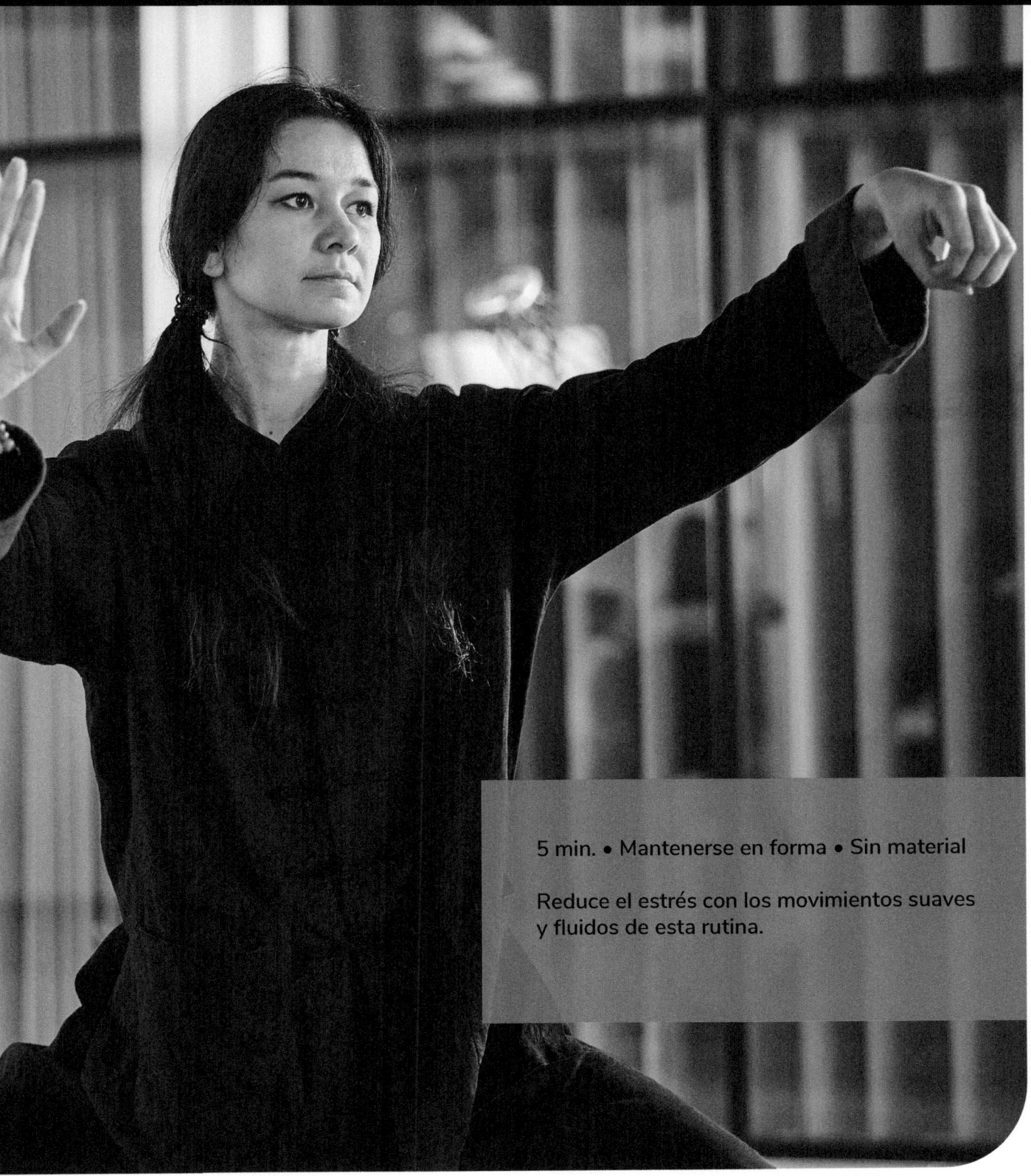

5 min. • Mantenerse en forma • Sin material

Reduce el estrés con los movimientos suaves y fluidos de esta rutina.

TODO

1 Comienzo del tai chi

▶ Colócate de pie y eleva los brazos a la altura de los hombros.

⚡ **20 SEGUNDOS - 3 SERIES** ⚡⚡   ⚡⚡⚡

🟩 **BENEFICIO**
Mejora el equilibrio, la flexibilidad y el sistema cardiovascular.

🟨 **PRECAUCIÓN**
Realiza bien el ejercicio, una mala postura puede ejercer presión en los músculos y articulaciones y lesionarlos. El tai chi no debe provocar dolor.

TÉCNICA

Coloca los brazos a los lados del cuerpo y los pies separados a la anchura de los hombros. Eleva los brazos hasta la altura de los hombros mientras desplazas el peso de tu cuerpo hacia los talones. Inicia el descenso de los brazos hasta la altura de la cintura mientras desplazas el peso del cuerpo hacia la punta de los pies. Finalmente, acerca las manos a los lados del cuerpo y centra el peso.

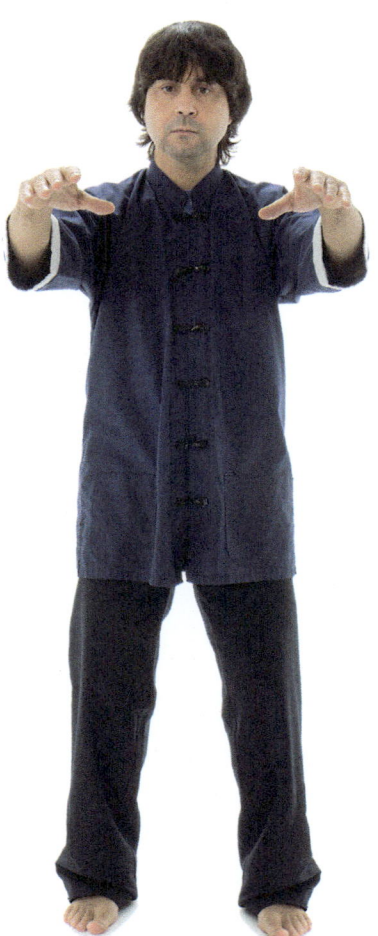

TODO

Látigo simple | 2

 Adelanta la pierna izquierda y eleva los brazos.

⚡ **10 SEGUNDOS - 3 SERIES** ⚡⚡ ⚡⚡⚡

🟩 **BENEFICIO**
Mejora el equilibrio, la flexibilidad y el sistema cardiovascular.

🟨 **PRECAUCIÓN**
Realiza bien el ejercicio, una mala postura puede presionar los músculos y articulaciones y llegar a lesionarlos. El tai chi no debe provocar dolor.

TÉCNICA

Colócate con el peso del cuerpo centrado, el brazo izquierdo extendido al frente con la palma de la mano hacia el interior y la derecha cerrada. Desplaza el peso a la pierna atrasada y lleva la mano izquierda hacia el hombro derecho. Ahora extiende el brazo derecho con la mano cerrada y los dedos hacia el suelo. La mano izquierda está abierta, con la palma vuelta hacia arriba. Adelanta la pierna izquierda y eleva el brazo izquierdo a 90° con la palma hacia el interior. Gira la cintura a la izquierda y desplaza el peso a la pierna adelantada. Traslada el peso a la pierna izquierda, extiende el brazo izquierdo al frente con la palma abierta y hacia el exterior.

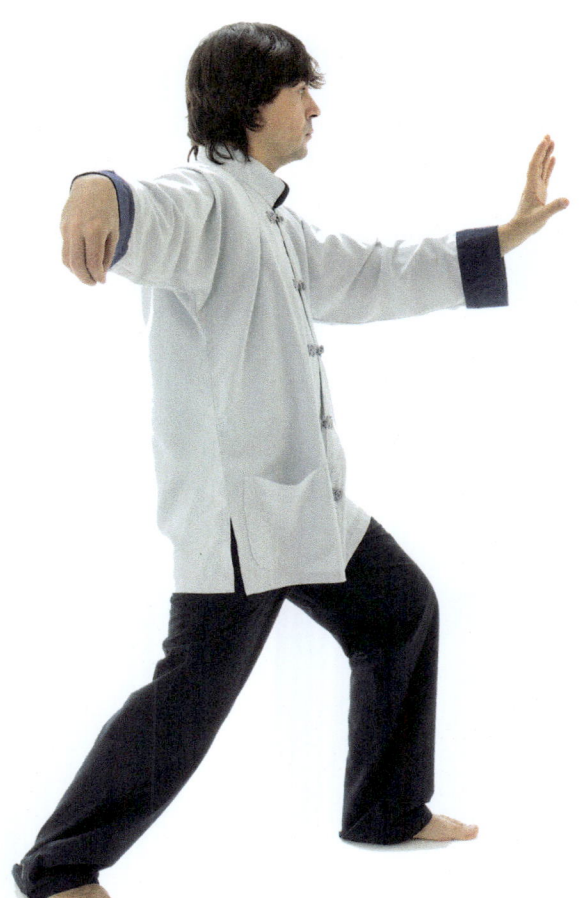

TODO

3 Palmear la cabeza del caballo

▶ Desplaza el peso a la pierna derecha y eleva el brazo.

⚡ **10 SEGUNDOS - 3 SERIES** ⚡⚡   ⚡⚡⚡

🟩 **BENEFICIO**
Mejora el equilibrio, la flexibilidad y el sistema cardiovascular.

🟨 **PRECAUCIÓN**
Realiza bien el ejercicio, una mala postura puede ejercer presión en los músculos y articulaciones y llegar a lesionarlos. El tai chi no provoca dolor.

TÉCNICA

Con el peso en la pierna adelantada, el brazo izquierdo extendido al frente y el derecho hacia atrás y las palmas de las manos hacia arriba. Recoge la pierna atrasada y lleva el brazo derecho a la altura de la sien. Desplaza el peso a la pierna derecha y aproxima la mano derecha a la sien. Desplaza el brazo derecho al frente a la altura del pecho, con la palma hacia el suelo. Extiéndelo al tiempo que recoges el brazo izquierdo con la palma hacia arriba. El peso está en la pierna atrasada y la cintura ligeramente rotada.

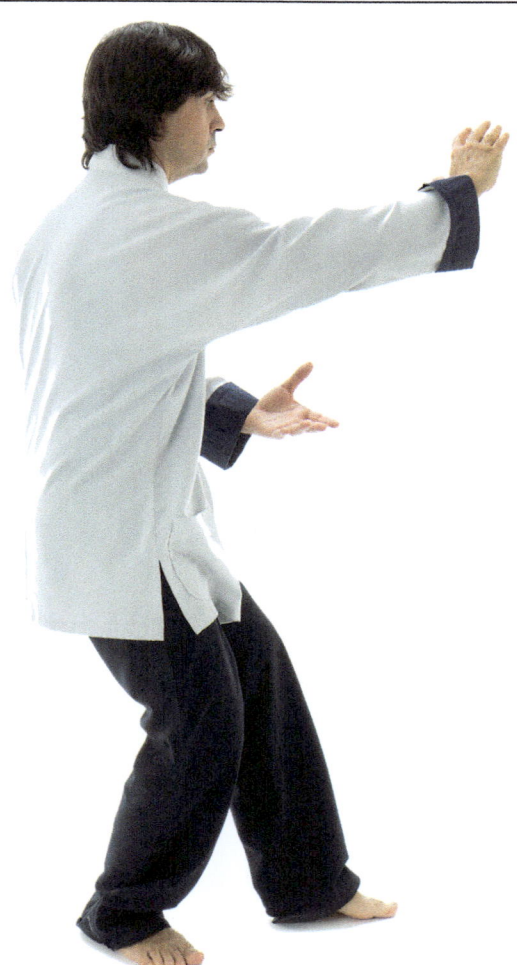

TODO

Empujar | 4

 Mantén el peso en la pierna atrasada y estiende los brazos.

⚡ **12 SEGUNDOS - 3 SERIES** ⚡⚡ ⚡⚡⚡

🟩 **BENEFICIO**
Mejora el equilibrio, la flexibilidad y el sistema cardiovascular.

🟨 **PRECAUCIÓN**
Realiza bien el ejercicio, una mala postura puede ejercer presión en los músculos y articulaciones y llegar a lesionarlos. El tai chi no provoca dolor.

TÉCNICA

Desplaza el peso a la pierna de atrás mientras encaras las palmas de las manos hacia el suelo. Mantén el peso en la pierna atrasada, extiende los brazos a la altura del pecho. Hunde ligeramente el pecho sin variar la posición de los brazos. Endereza la espalda mientras encaras las palmas de las manos hacia fuera. Por último, traslada el peso a la pierna adelantada.

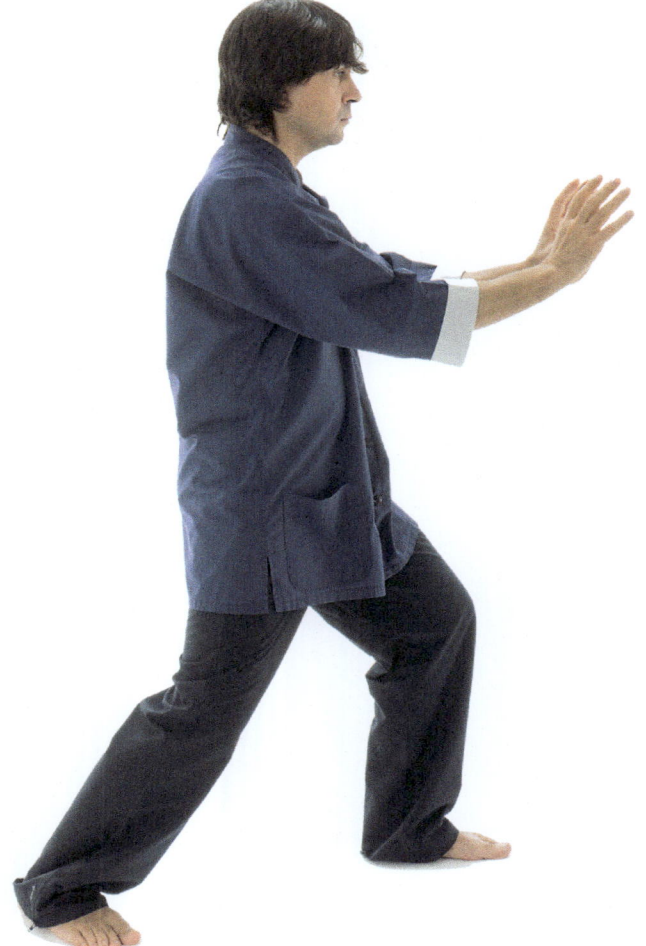

TODO

5 Cierre de manos

 De pie, con los brazos cruzados por las muñecas a la altura del cuello.

⚡ **12 SEGUNDOS - 3 SERIES** ⚡⚡   ⚡⚡⚡

🟩 **BENEFICIO**
Mejora el equilibrio, la flexibilidad y el sistema cardiovascular.

🟨 **PRECAUCIÓN**
Realiza bien el ejercicio, una mala postura puede ejercer presión en los músculos y articulaciones y llegar a lesionarlos. El tai chi no provoca dolor.

TÉCNICA

Desplaza el peso del cuerpo a la pierna atrasada mientras inicias una rotación de cadera hacia la derecha. Eleva la punta del pie izquierdo para girar a la derecha sin variar la posición de las manos. Con ambos pies apoyados en el suelo, abre el brazo derecho sin cambiar la posición del izquierdo. Las manos quedan con las palmas hacia el exterior. Haz descender los brazos a la vez en semicírculo al tiempo que recoges el pie derecho. Cruza los brazos por las muñecas a la altura del cuello con las palmas hacia dentro.

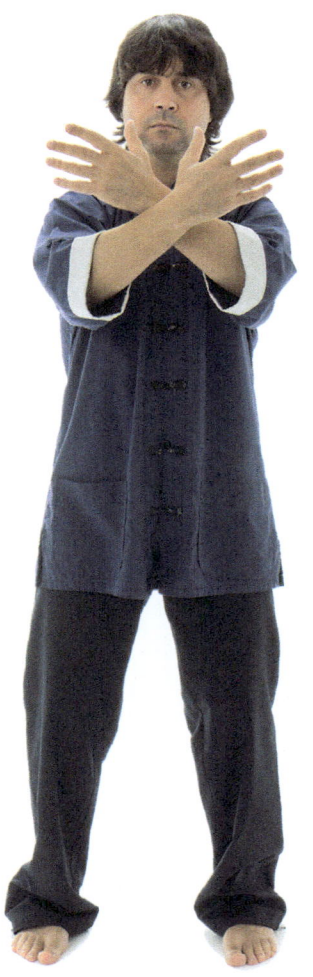

TODO

Conclusión del tai chi 6

▶ De pie, con las manos a la altura de las caderas.

⚡ **12 SEGUNDOS - 3 SERIES** ⚡⚡   ⚡⚡⚡

🟩 **BENEFICIO**
Mejora el equilibrio, la flexibilidad y el sistema cardiovascular.

🟨 **PRECAUCIÓN**
Realiza bien el ejercicio, una mala postura puede ejercer presión en los músculos y articulaciones y llegar a lesionarlos. El tai chi no provoca dolor.

TÉCNICA

Rota las muñecas con las palmas hacia el suelo. Extiende los brazos al frente y separa las manos. Traslada parte del peso del cuerpo a las puntas de los pies. Los brazos quedan abiertos y extendidos a la altura de los hombros. Mientras recoges los brazos hacia el cuerpo traslada parte del peso a los talones. Por último, centra el peso mientras bajas las manos hasta la altura de las caderas.

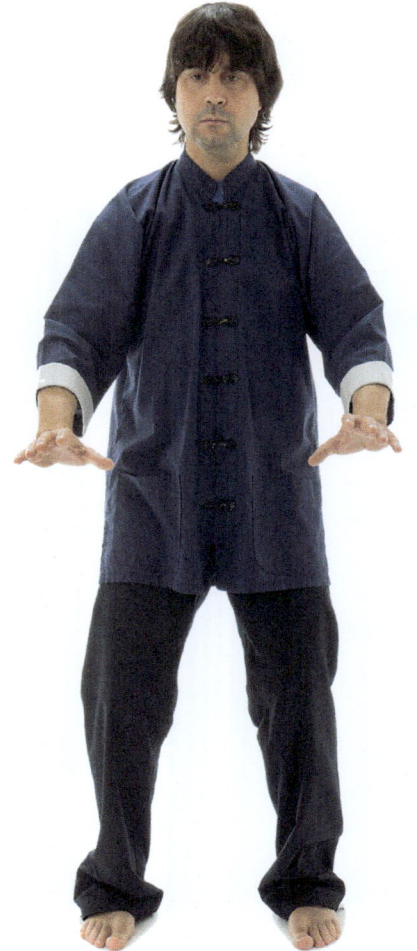

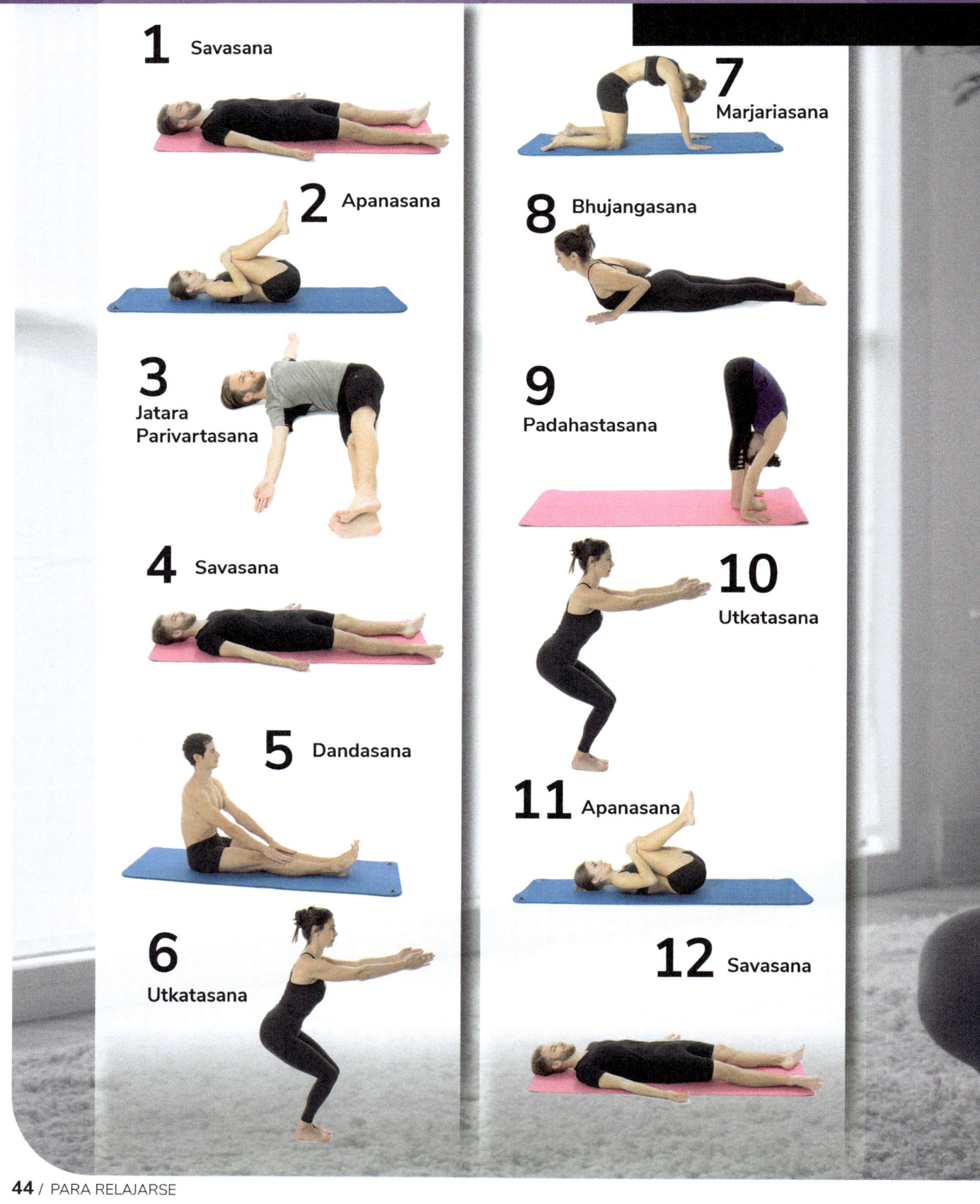

1 Savasana

2 Apanasana

3 Jatara Parivartasana

4 Savasana

5 Dandasana

6 Utkatasana

7 Marjariasana

8 Bhujangasana

9 Padahastasana

10 Utkatasana

11 Apanasana

12 Savasana

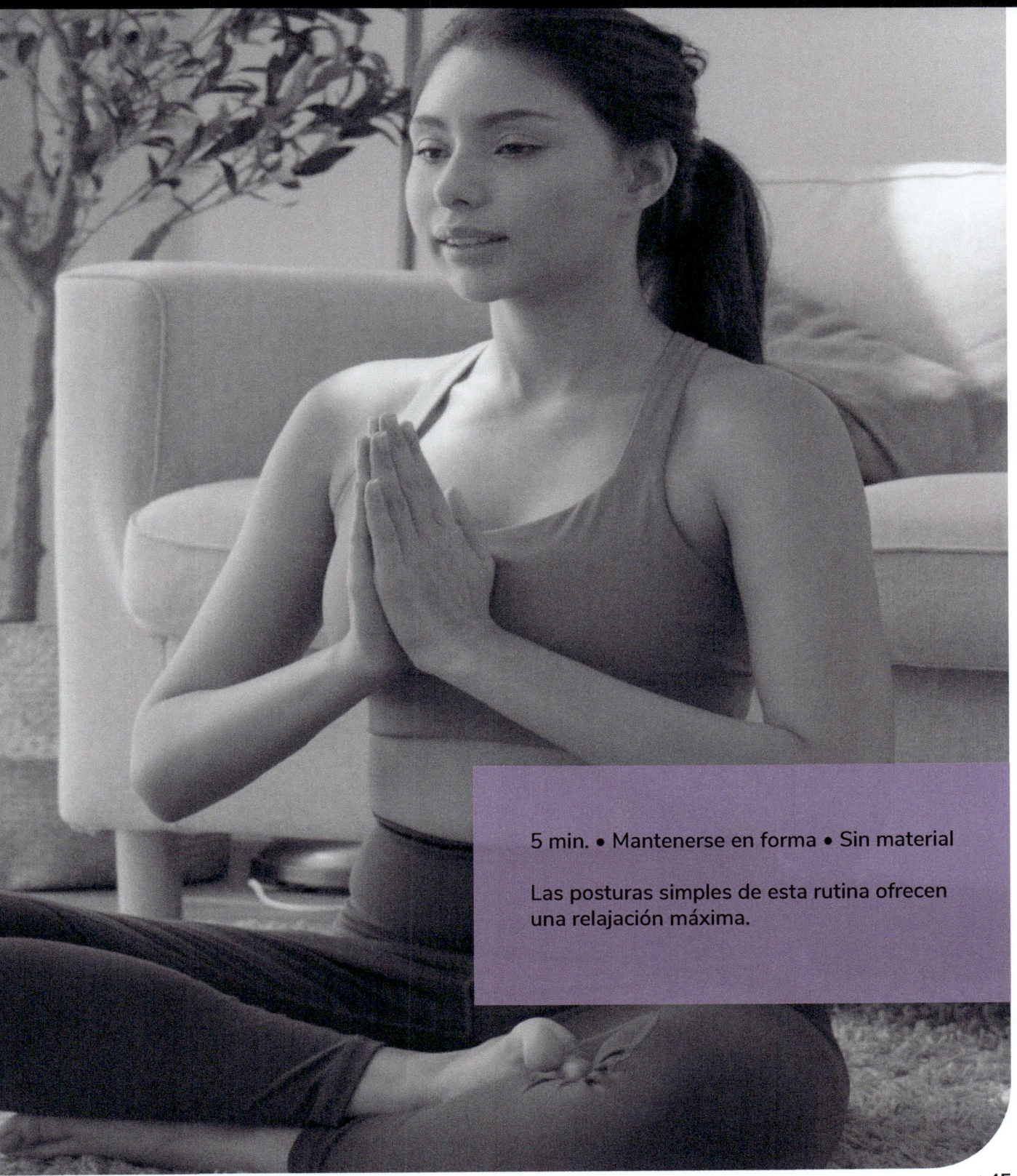

YOGA SUAVE

5 min. • Mantenerse en forma • Sin material

Las posturas simples de esta rutina ofrecen una relajación máxima.

TODO

1 Savasana

 Tumbado en el suelo bocarriba, con los brazos un poco separados y las palmas de las manos hacia arriba.

⚡ **25 SEGUNDOS**   ⚡⚡   ⚡⚡⚡

🟩 **BENEFICIO**
Elimina la fatiga. Tranquiliza el cuerpo, calma la mente.

🟨 **PRECAUCIÓN**
Si tienes la tensión arterial baja, antes de incorporarte gira hacia el lado izquierdo para aumentar el flujo sanguíneo.

TÉCNICA

En esta asana, el cuerpo permanece quieto y se trabaja la mente para mantenerla en calma. Tumbado en el suelo, de espaldas, con los brazos un poco separados del cuerpo y las palmas de las manos hacia arriba. Las piernas ligeramente separadas, los pies caen a los lados. Afloja las tensiones en tu cuerpo, relaja la cara, deja caer la mandíbula y descansa los ojos. Respira de forma suave, lenta y profunda. Para salir de la postura, realiza unas respiraciones más amplias e incorpórate despacio sobre un costado.

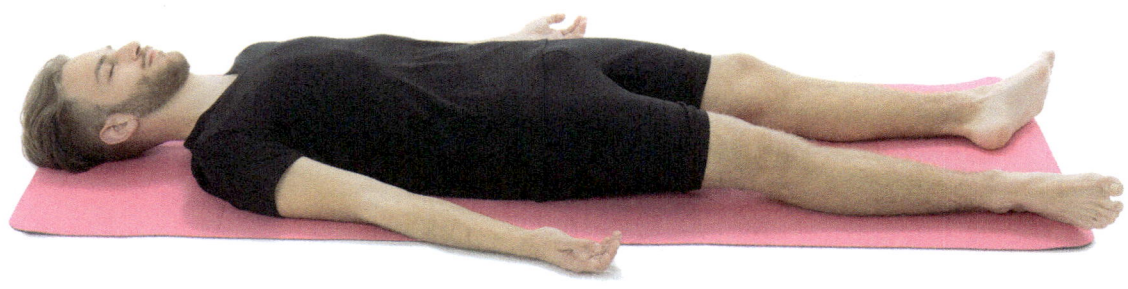

ESPALDA

Apanasana | 2

 Dobla las piernas, levanta los pies y coloca las manos sobre las rodillas.

⚡ **20 SEGUNDOS** ⚡⚡ ⚡⚡⚡

🟩 **BENEFICIO**
Elimina tensiones de la parte baja de la espalda. Favorece la eliminación de toxinas del organismo.

🟨 **PRECAUCIÓN**
Contraindicado si sufres de presión arterial alta. No es recomendable si tienes inflamación de los órganos abdominales.

TÉCNICA

Inicia en Savasana, dobla las piernas y coloca los pies en el suelo. Toma conciencia de tu respiración. Levanta los pies del suelo y coloca cada mano sobre la rodilla correspondiente. Al exhalar, acerca las piernas al cuerpo. Al inspirar, las alejas, y así sucesivamente.

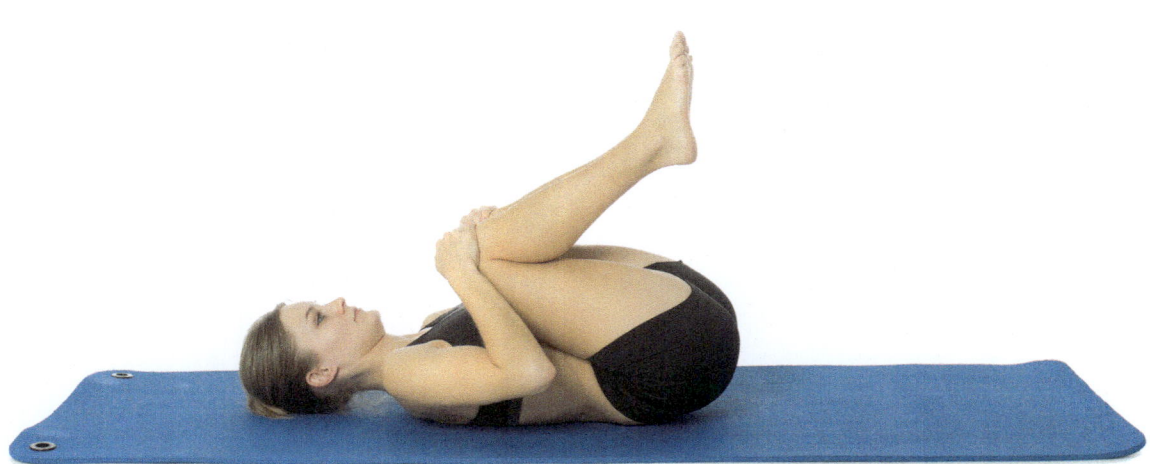

ESPALDA

3 Jatara Parivartasana

Estirado en el suelo, con los brazos en cruz y las piernas juntas inclinadas hacia un lado.

⚡ **30 SEGUNDOS**   ⚡⚡ **REPITE CON EL OTRO LADO**   ⚡⚡⚡

🟩 **BENEFICIO**
Compensa las desviaciones de la columna. Aumenta la capacidad respiratoria. Estimula los procesos digestivos. Relaja el sistema nervioso.

🟨 **PRECAUCIÓN**
Contraindicado para dolores intensos de espalda, ciática aguda o hernias discales.

TÉCNICA

Parte de Savasana, coloca los brazos en cruz, alineados con los hombros y las palmas de las manos hacia arriba. Con las piernas flexionadas y los pies en el suelo, eleva un poco la pelvis y hazla avanzar lateralmente hacia la izquierda. Levanta ambas piernas juntas y extendidas verticalmente, hazlas descender despacio en diagonal, hacia el lado derecho. El abdomen y el pecho quedan desplazados hacia el lado contrario. Mantén la postura el tiempo indicado. Para deshacerla, dobla un poco las piernas y elévalas.

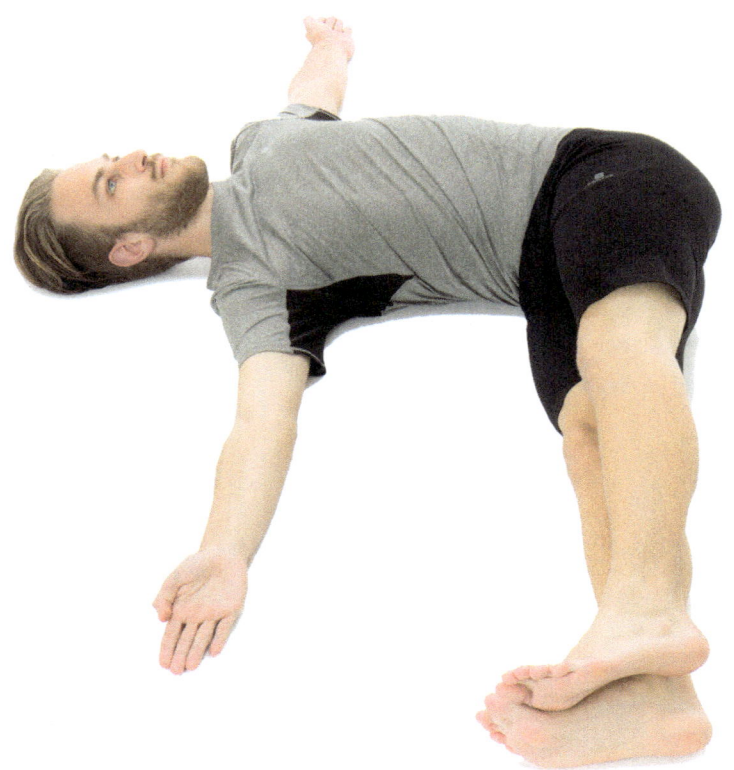

TODO

Savasana 4

 Tumbado en el suelo bocarriba, con los brazos un poco separados y las palmas de las manos hacia arriba.

⚡ **25 SEGUNDOS**　　⚡⚡　　　　　　⚡⚡⚡

🟩 **BENEFICIO**
Elimina la fatiga. Tranquiliza el cuerpo, calma la mente.

🟨 **PRECAUCIÓN**
Si tienes la tensión arterial baja, antes de incorporarte gira hacia el lado izquierdo para aumentar el flujo sanguíneo.

TÉCNICA

Tumbado en el suelo, de espaldas, con los brazos un poco separados del cuerpo y las palmas de las manos hacia arriba. Las piernas ligeramente separadas, los pies caen a los lados. Afloja las tensiones de tu cuerpo, relaja la cara, deja caer la mandíbula y descansa los ojos. Respira de forma suave, lenta y profunda. Para salir de la postura, realiza unas respiraciones más amplias e incorpórate lentamente sobre un costado.

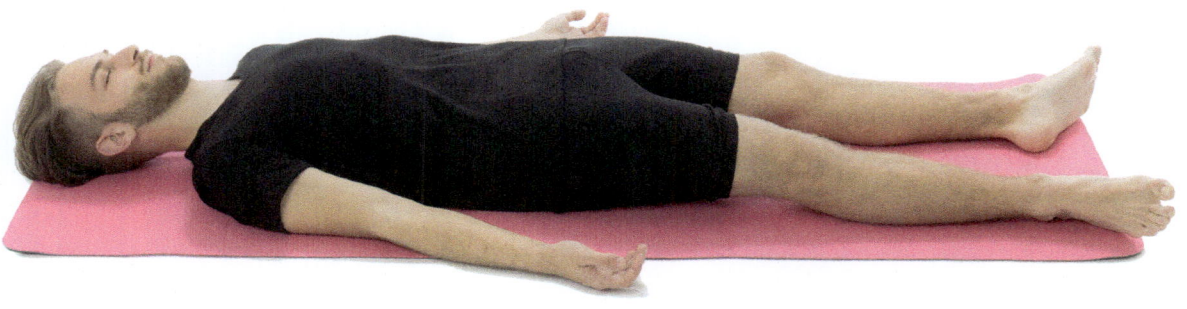

ESPALDA

5 Dandasana

Sentado en el suelo con las piernas estiradas, el tronco erguido y las manos apoyadas.

⚡ **15 SEGUNDOS** ⚡⚡ ⚡⚡⚡

🟩 **BENEFICIO**
Proporciona concentración y solidez. Fortalece la musculatura de la espalda, el abdomen y las piernas.

🟨 **PRECAUCIÓN**
Contraindicado si tienes lesiones en la columna vertebral.

TÉCNICA

Sentado en el suelo con las piernas dobladas, el tronco erguido y las manos sobre las piernas. Coloca las nalgas hacia fuera hasta notar el contacto con los isquiones en el suelo. Estira las piernas, que han de formar con el tronco un ángulo de 90°. Eleva e inclina el tórax hacia delante. Tira los hombros hacia atrás, con las manos apoyadas en el suelo presionando. Realiza respiración abdominal.

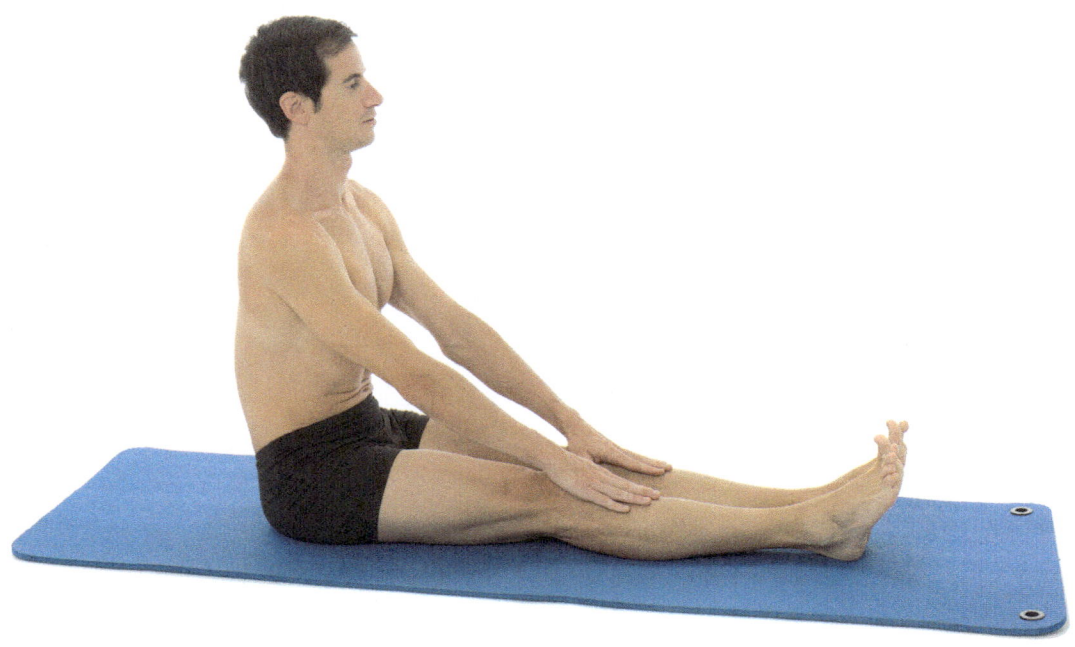

PIERNA

Utkatasana | 6

 Eleva los brazos en paralelo, dobla las rodillas y baja el tronco y la pelvis.

⚡ **20 SEGUNDOS** ⚡⚡ ⚡⚡⚡

BENEFICIO
Desarrolla la estabilidad, el equilibrio y la fuerza. Estimula la circulación sanguínea. Fortalece los músculos de las piernas y los tobillos.

PRECAUCIÓN
Si tienes debilidad en las rodillas, aunque la práctica puede fortalecerlas. Procede con cuidado si tienes ciática u otro problema lumbar.

TÉCNICA

Parte de Tadasana. Con una inspiración, eleva los brazos por encima de la cabeza juntando las palmas de las manos. Los hombros van hacia abajo y el tórax se expande. Con una exhalación, dobla las rodillas y baja el tronco y la pelvis. Presiona los talones contra el suelo para que los pies y las rodillas permanezcan paralelas. La columna vertebral se estira y a cada inspiración observa la expansión del tórax. El cuerpo no debe inclinarse hacia delante. Para abandonar la postura, con una inspiración estira lentamente las piernas, baja los brazos y vuelve a la postura de Tadasana.

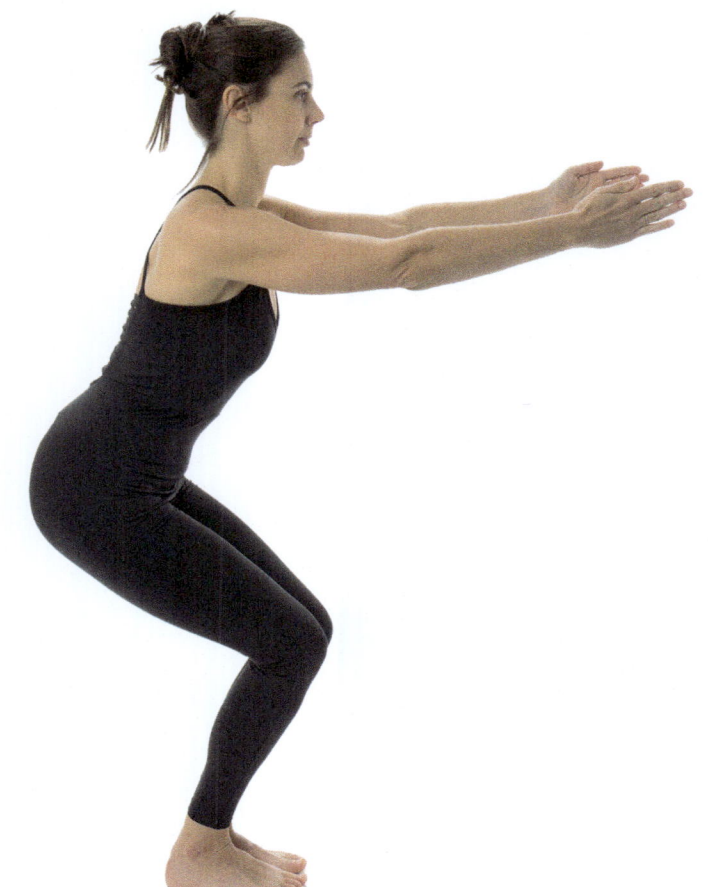

ESPALDA

7 Marjariasana

 En el suelo de rodillas, con las piernas y los brazos separados, apoya las manos alineadas con los hombros.

⚡ **30 SEGUNDOS**　　⚡⚡　　　　　⚡⚡⚡

🟩 **BENEFICIO**
Fortalece la musculatura de la espalda, haciendo desaparecer las tensiones de cuello y espalda. Tonifica los músculos abdominales.

🟨 **PRECAUCIÓN**
Si tienes problemas en las muñecas apoya los puños en el suelo. Si es en las cervicales, mantén una alineación neutra en el cuello.

TÉCNICA

De rodillas en el suelo, coloca las piernas separadas en paralelo a la cadera. Apoya las manos en el suelo, separadas y alineadas con los hombros. Los brazos y los muslos han de quedar perpendiculares al suelo. Con una exhalación, encorva toda la espalda: comienza por la cabeza, luego la nuca, la región dorsal, hasta llegar a la lumbar. La espalda se eleva al máximo, realizando un arco. Después, con una inhalación, arquea toda la espalda, desde el cóccix hasta la cabeza. Brazos y piernas no se mueven. Continúa lentamente el ejercicio alternando las dos posiciones.

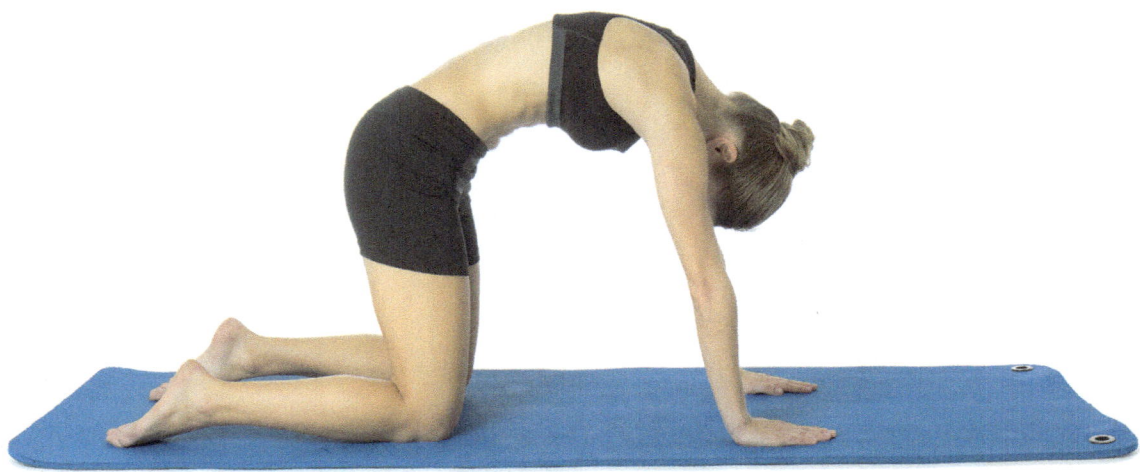

ESPALDA

Bhujangasana 8

 Tumbado en el suelo bocabajo, junta las piernas, estira los pies, apoya las manos y eleva la cabeza y el tórax.

⚡ **20 SEGUNDOS** ⚡⚡ ⚡⚡⚡

🟩 **BENEFICIO**
Expande el tórax. Estimula la digestión y las funciones renales. Tonifica el sistema nervioso.

🟨 **PRECAUCIÓN**
Practica con precaución si tienes problemas de hernias, ciática, inflamación en la zona abdominal o angina de pecho.

TÉCNICA

Tumbado en el suelo bocabajo, junta las piernas y estira los pies. Coloca las manos debajo de los hombros. Con una inspiración, eleva primero la cabeza y luego el tórax, céntrate en la elevación vértebra a vértebra. Utiliza la fuerza de la espalda y, a medida que avanzas, presiona las palmas de las manos contra el suelo y empuja con los brazos. Las nalgas y los muslos están contraídos. Los hombros permanecen hacia atrás. El pubis está en contacto con el suelo. La cabeza presenta una posición anatómica.

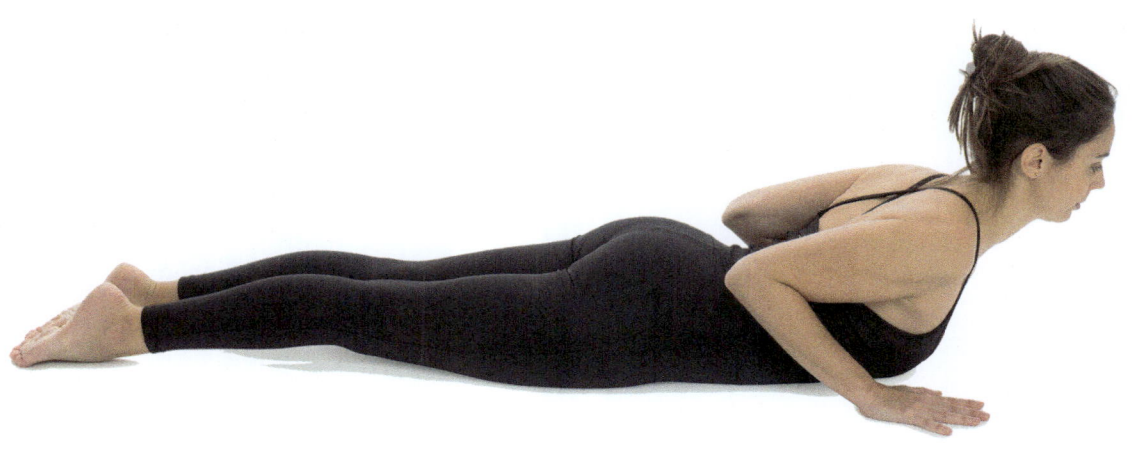

ESPALDA

9 Padahastasana

Baja los brazos y flexiona el tronco hacia delante, buscando el suelo con las palmas de las manos.

⚡ **20 SEGUNDOS**　　⚡⚡　　　　⚡⚡⚡

🟩 **BENEFICIO**
Estimula y tonifica el sistema nervioso, regulando sus funciones. Su práctica continuada devuelve la serenidad.

🟨 **PRECAUCIÓN**
Contraindicado si tienes problemas o dolores crónicos de espalda.

TÉCNICA

Con una espiración, baja los brazos y flexiona el tronco hacia delante. La espalda baja recta y las palmas de las manos van a buscar el suelo a ambos lados de los pies, formando una línea con ellos y con los dedos apuntando hacia delante. Si tienes poca flexibilidad puedes doblar las rodillas. El tronco y la cabeza se acercan hacia los muslos. La cabeza queda relajada.

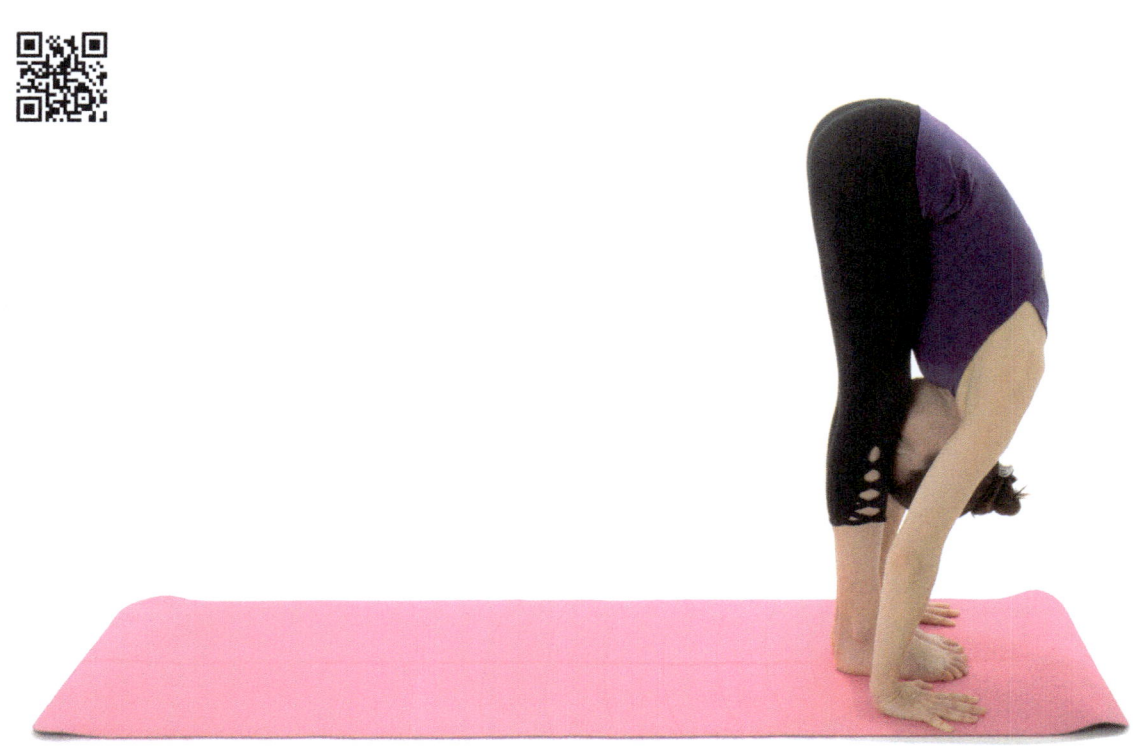

PIERNA

Utkatasana 10

 Eleva los brazos en paralelo, dobla las rodillas, baja el tronco y la pelvis.

⚡ **25 SEGUNDOS**   ⚡⚡   ⚡⚡⚡

🟩 **BENEFICIO**
Desarrolla la estabilidad, el equilibrio y la fuerza. Estimula la circulación sanguínea. Fortalece los músculos de las piernas y los tobillos.

🟨 **PRECAUCIÓN**
Si tienes debilidad en las rodillas, aunque la práctica puede fortalecerlas. Procede con cuidado si tienes ciática u otro problema lumbar.

TÉCNICA

Parte de Tadasana. Con una inspiración, eleva los brazos por encima de la cabeza juntando las palmas de las manos. Los hombros van hacia abajo y el tórax se expande. Con una exhalación, dobla las rodillas y baja el tronco y la pelvis. Presiona los talones contra el suelo para que los pies y las rodillas permanezcan paralelas. La columna vertebral se estira y, a cada inspiración, observa la expansión del tórax. El cuerpo no debe inclinarse hacia delante. Para abandonar la postura, con una inspiración, estira lentamente las piernas, baja los brazos y vuelve a la postura de Tadasana.

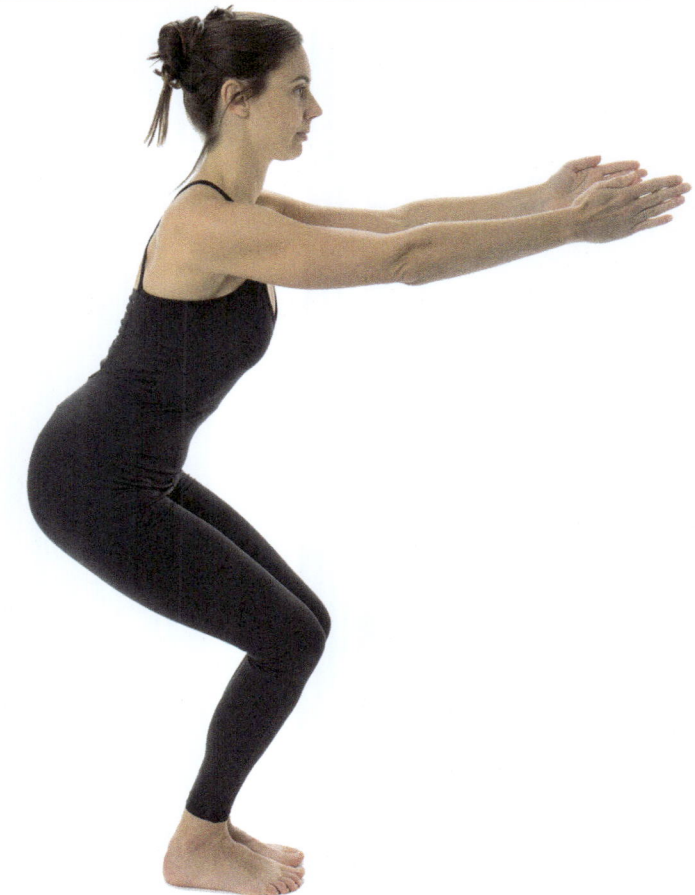

ESPALDA

11 Apanasana

 Inicia en Savasana, dobla las piernas, levanta los pies y coloca las manos sobre las rodilllas.

⚡ **20 SEGUNDOS**　　⚡⚡　　　　⚡⚡⚡

🟩 **BENEFICIO**
Elimina tensiones de la parte baja de la espalda. Favorece la eliminación de toxinas del organismo.

🟨 **PRECAUCIÓN**
Contraindicado si tienes la presión arterial alta. No es recomendable si padeces de inflamación de los órganos abdominales.

TÉCNICA

Inicia en Savasana, dobla las piernas y coloca los pies en el suelo. Toma conciencia de tu respiración. Levanta los pies del suelo y coloca cada mano sobre la rodilla correspondiente. Al exhalar, acerca las piernas al cuerpo. Al inspirar, las alejas, y así sucesivamente.

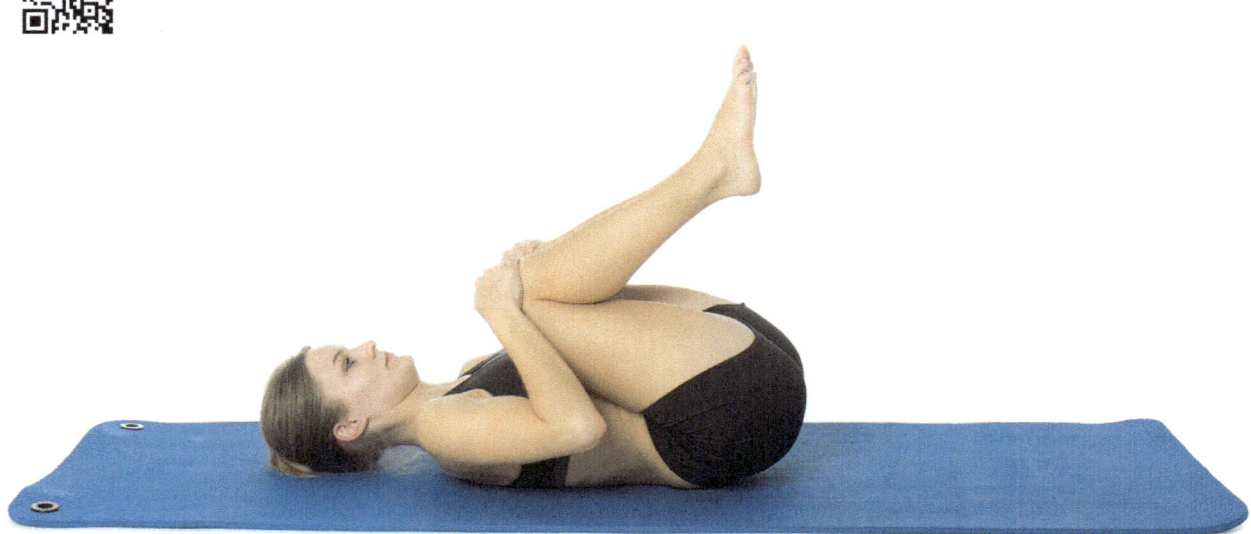

TODO

Savasana 12

 Tumbado en el suelo bocarriba, con los brazos un poco separados y las palmas de las manos hacia arriba.

⚡ **20 SEGUNDOS**   ⚡⚡   ⚡⚡⚡

🟩 **BENEFICIO**
Elimina la fatiga. Tranquiliza el cuerpo, calma la mente.

🟨 **PRECAUCIÓN**
Si tienes la tensión arterial baja, antes de incorporarte gira hacia el lado izquierdo para aumentar el flujo sanguíneo.

TÉCNICA

Tumbado en el suelo, de espaldas, con los brazos un poco separados del cuerpo y las palmas de las manos hacia arriba. Las piernas ligeramente separadas, los pies caen a los lados. Afloja las tensiones de tu cuerpo, relaja la cara, deja caer la mandíbula y descansa los ojos. Respira de forma suave, lenta y profunda. Para salir de la postura, realiza unas respiraciones más amplias e incorpórate lentamente sobre un costado.

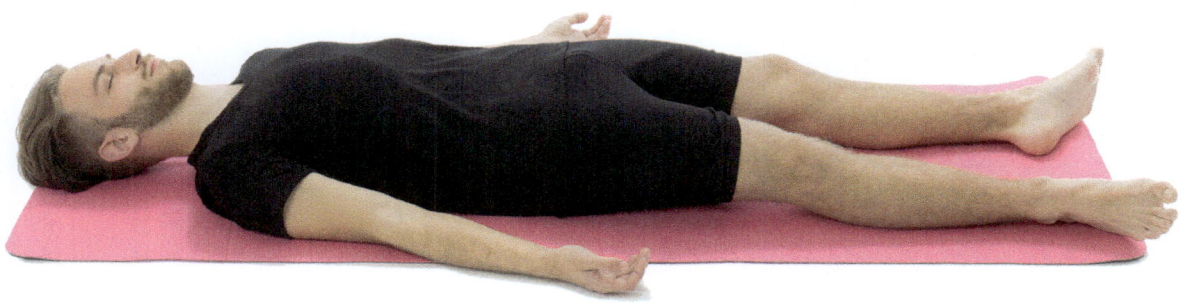

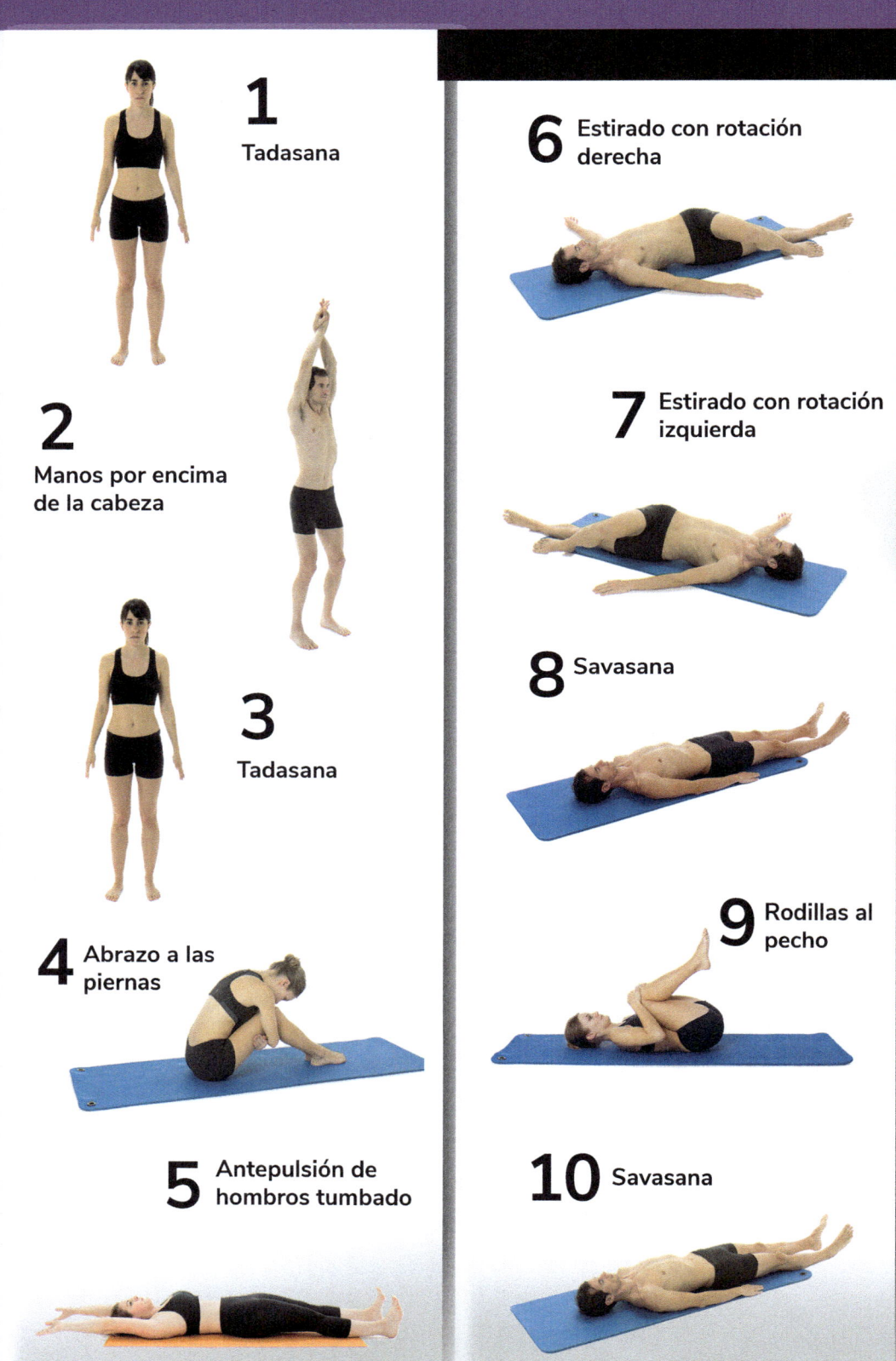

1 Tadasana

2 Manos por encima de la cabeza

3 Tadasana

4 Abrazo a las piernas

5 Antepulsión de hombros tumbado

6 Estirado con rotación derecha

7 Estirado con rotación izquierda

8 Savasana

9 Rodillas al pecho

10 Savasana

BUENAS NOCHES

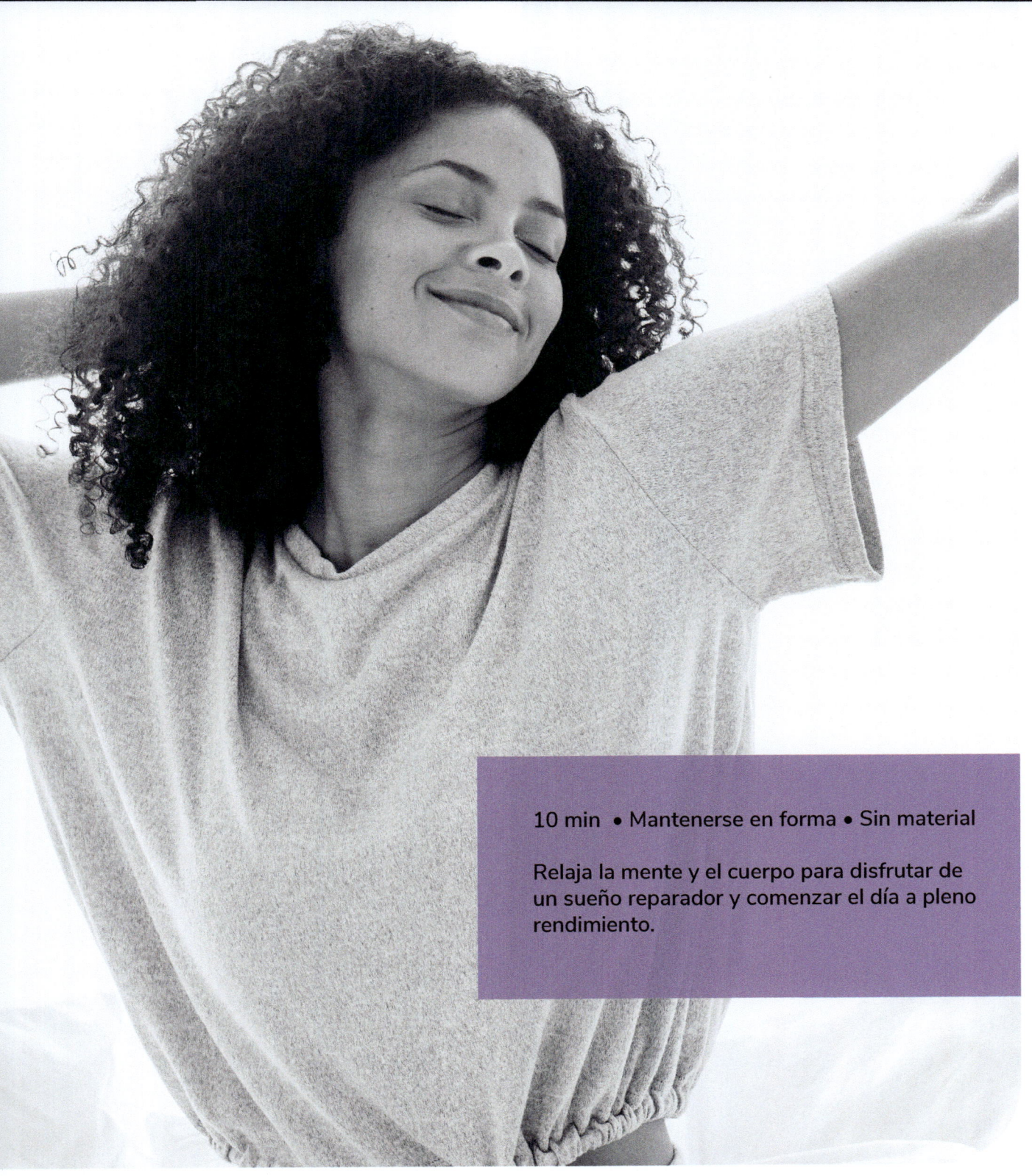

10 min • Mantenerse en forma • Sin material

Relaja la mente y el cuerpo para disfrutar de un sueño reparador y comenzar el día a pleno rendimiento.

ESPALDA

1 Tadasana

Colócate recto con los pies juntos, observando la respiración.

⚡ **15 SEGUNDOS** ⚡⚡ ⚡⚡⚡

🟩 **BENEFICIO**
Practicando esta asana se desarrolla la estabilidad, la solidez y la fuerza.

🟨 **PRECAUCIÓN**
Evita realizar esta asana después de haber estado estirado o sentado por largo tiempo.

TÉCNICA

Derecho con los pies juntos, distribuye el peso uniformemente. Visualiza una línea vertical que divide tu cuerpo en dos partes iguales desde el centro de los pies hasta la cabeza. Mantén la columna recta, eleva suavemente el pecho y estira el cuello. Une las palmas de las manos frente al pecho, con los dedos un poco separados. Permanece en esta posición, respirando de manera consciente y sintiendo la calma y el equilibrio de tu cuerpo.

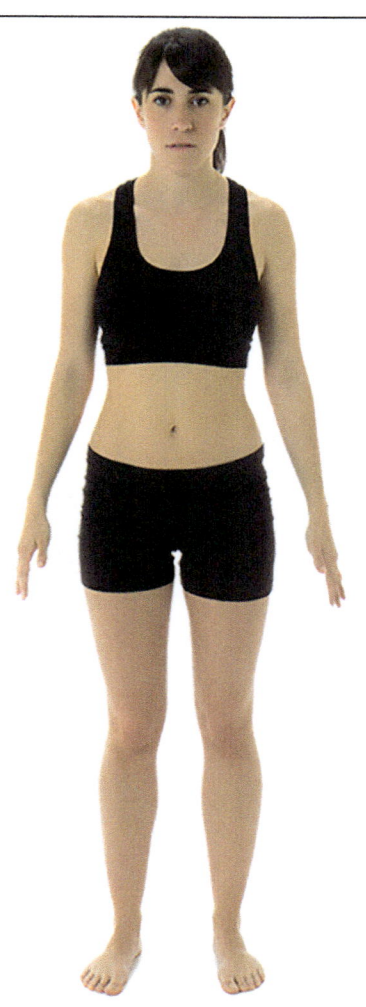

ESPALDA

Manos por encima de la cabeza 2

▶ Colócate de pie y levanta los brazos por encima de la cabeza.

⚡ **20 SEGUNDOS - 2 SERIES**

🟩 **BENEFICIO**
Disminuye y alivia la tensión de la zona dorsal de la espalda y de las extremidades superiores.

🟨 **PRECAUCIÓN**
Evita inclinar el tronco hacia atrás para alargar el recorrido de las manos, ya que perderías estabilidad y no contribuiría al estiramiento.

TÉCNICA

De pie, con los brazos extendidos hacia el frente. Cruza las manos y junta las palmas entrelazando los dedos, quedando los pulgares hacia abajo. Las rodillas han de estar en ligera flexión y los codos totalmente extendidos. Levanta los brazos, las manos han de quedar por encima de la cabeza. En este punto sigue estirando de ellas hacia atrás, hasta que la tensión muscular se haga patente y no puedas seguir más. A medida que levantes los brazos puedes flexionar ligeramente los codos.

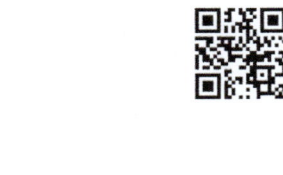

ESPALDA

3 | Tadasana

Colócate recto con los pies juntos, observando la respiración.

⚡ **10 SEGUNDOS**　　　⚡⚡　　　　　⚡⚡⚡

🟩 **BENEFICIO**
Practicando esta asana se desarrolla la estabilidad, la solidez y la fuerza.

🟨 **PRECAUCIÓN**
Evita realizar esta asana después de haber estado estirado o sentado por largo tiempo.

TÉCNICA

Derecho con los pies juntos, distribuye el peso de manera uniforme. Visualiza una línea vertical que divide tu cuerpo en dos partes iguales desde el centro de los pies hasta la cabeza. Mantén la columna recta, eleva suavemente el pecho y estira el cuello. Une las palmas de las manos frente al pecho, con los dedos un poco separados. Permanece en esta posición, repirando conscientemente y sintiendo la calma y el equilibrio de tu cuerpo.

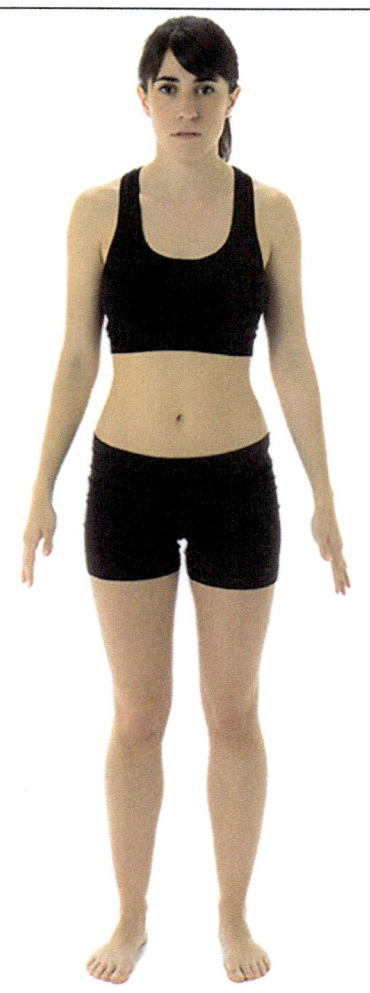

ESPALDA

Abrazo a las piernas | 4

 Sentado flexiona las rodillas, inclina el tronco y abraza las piernas.

⚡ **20 SEGUNDOS - 2 SERIES** ⚡⚡ ⚡⚡⚡

■ **BENEFICIO**
Disminución de la tensión en la zona de la espalda.

■ **PRECAUCIÓN**
Expulsa el aire de forma progresiva mientras llegas al máximo estiramiento, luego mantén una respiración superficial hasta el final.

TÉCNICA

Sentado con las piernas juntas, las plantas de los pies apoyadas en el suelo y las rodillas flexionadas. Inclina el tronco hacia delante y coloca los brazos y las manos abrazando las piernas. Apoya el pecho sobre los muslos e intenta estrechar el abrazo de manera que cada mano llegue lo más arriba posible del brazo opuesto. Al hacerlo, notarás que el pecho se deprime y aumenta la tensión del estiramiento en la zona de los omoplatos y la columna dorsal.

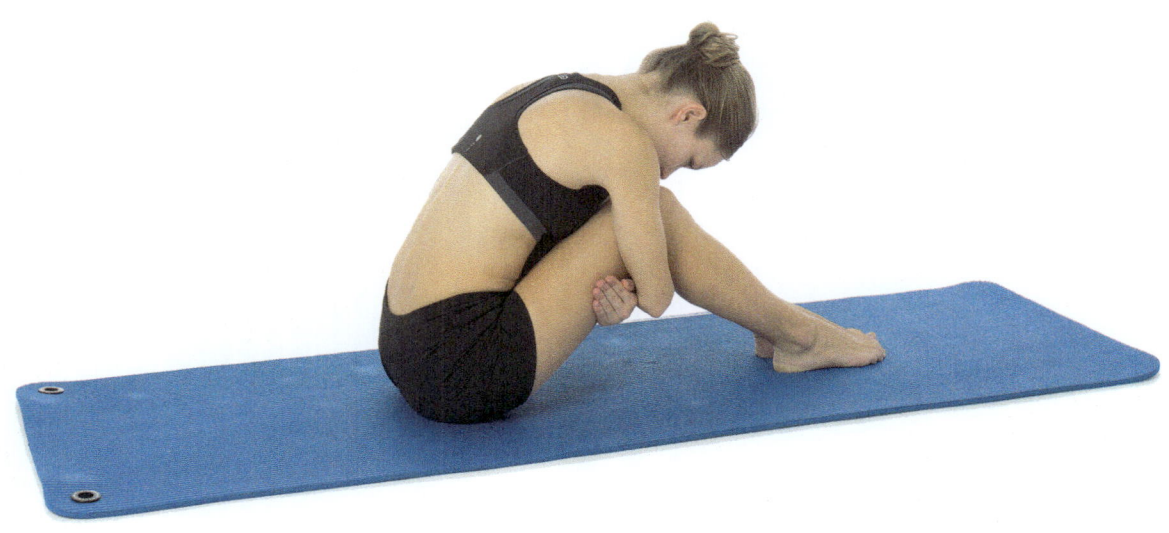

ESPALDA

5 Antepulsión de hombros tumbado

Tumbado bocarriba, con las piernas estiradas y los brazos por encima de la cabeza.

⚡ **20 SEGUNDOS - 2 SERIES** ⚡⚡   ⚡⚡⚡

🟩 **BENEFICIO**
Disminución de la tensión en la región dorsal, ocasionada por el esfuerzo físico, la carga de peso o posiciones de sedestación.

🟨 **PRECAUCIÓN**
Mantén una distancia reducida entre la zona lumbar y el suelo. Cuidado si tienes problemas de hombro o has sufrido una luxación con anterioridad.

TÉCNICA

Tumbado bocarriba, con las piernas estiradas y los brazos junto al cuerpo. Mantén la espalda recta y alineada con las piernas. Mediante antepulsión del hombro, lleva los brazos por encima de la cabeza, como si trataras de lograr la máxima distancia entre las puntas de los dedos de tus pies y las de las manos. Los brazos deben estar paralelos y lo más cerca del suelo que te sea posible. Los dorsos de las manos han de estar en contacto con el suelo y las palmas hacia arriba.

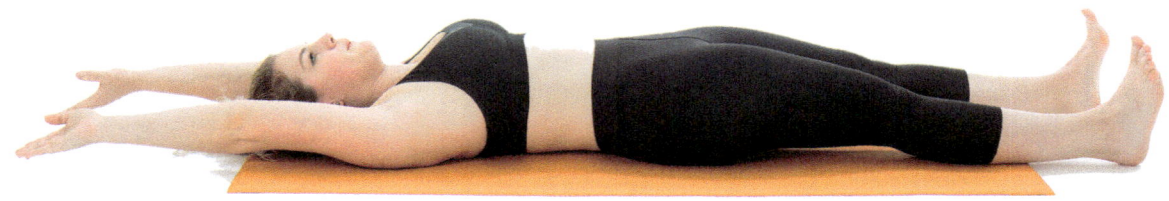

ABDOMEN

Estirado con rotación a la derecha | 6

 Tumbado bocarriba con los brazos a los lados, rota la pierna izquierda hacia la derecha.

 20 SEGUNDOS - 2 SERIES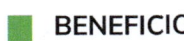

BENEFICIO
Disminución de la tensión de la región abdominal y lumbar, en particular en la zona lateral.

PRECAUCIÓN
Si tienes problemas previos en la columna, aquí se produce una rotación del tronco pronunciada que puede ocasionarte molestias.

TÉCNICA

Tumbado bocarriba con los brazos a los lados. El del lado que estira ha de formar un angulo de 90° con el tronco. Flexiona la pierna de este lado de manera que la planta del pie toque el suelo, la otra estará totalmente extendida y alineada con el tronco. Realiza una rotación del tronco, de forma que la parte superior de la espalda siga pegada al suelo y la parte inferior se separe progresivamente. Cruza la pierna flexionada por encima de la otra, tratando de tocar el suelo con la rodilla, pero sin llegar a hacerlo.

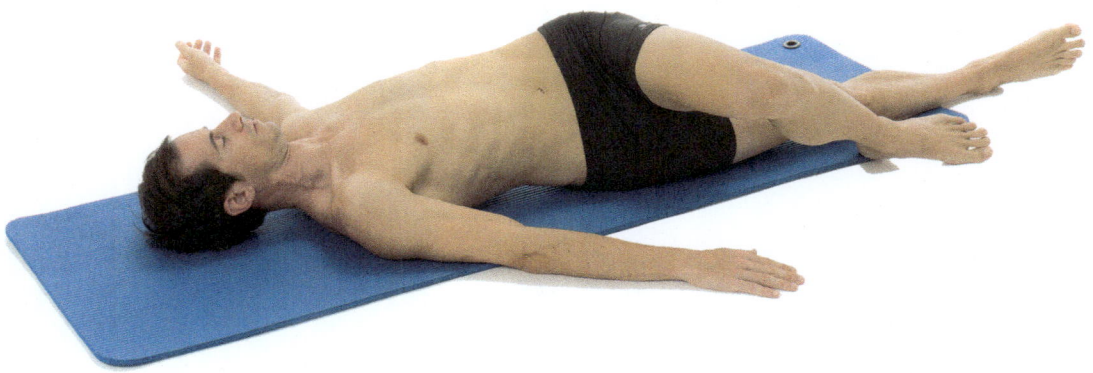

ABDOMEN

7 Estirado con rotación a la izquierda

Tumbado bocarriba con los brazos a los lados, rota la pierna derecha hacia la izquierda.

⚡ **20 SEGUNDOS - 2 SERIES** ⚡⚡   ⚡⚡⚡

🟩 **BENEFICIO**
Disminución de la tensión de la región abdominal y lumbar, en particular en la zona lateral.

🟨 **PRECAUCIÓN**
Si tienes problemas previos en la columna, aquí se produce una rotación del tronco pronunciada que puede ocasionarte molestias.

TÉCNICA

Tumbado bocarriba con los brazos a los lados. El del lado que estira ha de formar un angulo de 90° con el tronco. Flexiona la pierna de este lado de manera que la planta del pie toque el suelo, la otra estará totalmente extendida y alineada con el tronco. Realiza una rotación del tronco, de forma que la parte superior de la espalda siga pegada el suelo y la parte inferior se separe progresivamente. Cruza la pierna flexionada por encima de la otra, tratando de tocar el suelo con la rodilla, pero sin llegar a hacerlo.

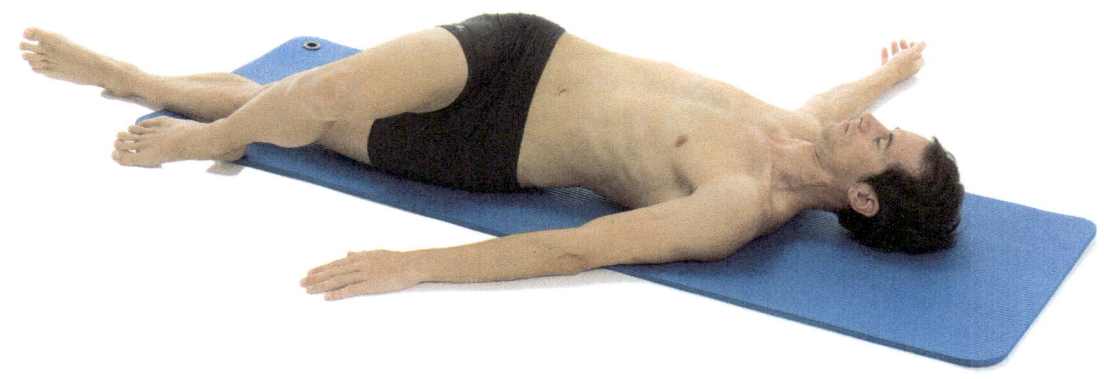

TODO

Savasana | 8

 Tumbado bocarriba con los brazos y las piernas estiradas.

⚡ **10 SEGUNDOS**　　⚡⚡　　　⚡⚡⚡

🟩 **BENEFICIO**
Elimina la fatiga. Tranquiliza el cuerpo, calma la mente.

🟨 **PRECAUCIÓN**
Si tienes la tensión arterial baja, antes de incorporarte gira hacia el lado izquierdo para aumentar el flujo sanguíneo.

TÉCNICA

Tumbado en el suelo bocarriba, coloca los brazos un poco separados del cuerpo y las palmas de las manos hacia arriba. Las piernas ligeramente separadas, los pies caen a los lados. Afloja las tensiones de tu cuerpo, relaja la cara, deja caer la mandíbula y descansa los ojos. Respira de forma suave, lenta y profunda. Para salir de la postura, realiza unas respiraciones más amplias e incorpórate lentamente sobre un costado.

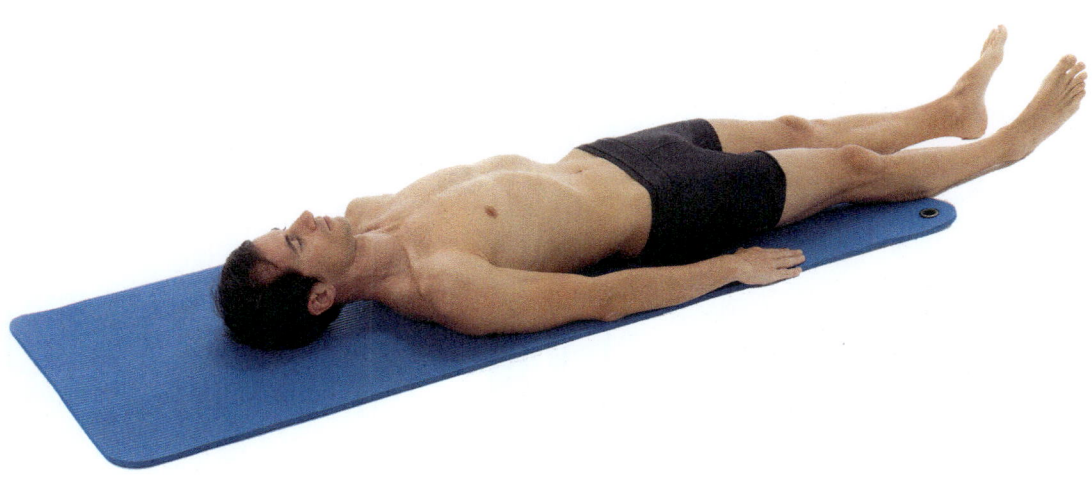

ABDOMEN

9 Rodillas al pecho

Inicia en Savasana, dobla las piernas, levanta los pies y coloca las manos sobre las rodilllas.

⚡ **20 SEGUNDOS - 2 SERIES** ⚡⚡   ⚡⚡⚡

🟩 **BENEFICIO**
Elimina tensiones de la parte baja de la espalda. Favorece la eliminación de toxinas del organismo.

🟨 **PRECAUCIÓN**
Contraindicado si tienes la presión arterial alta. No es recomendable si padeces de inflamación de los órganos abdominales.

TÉCNICA

Inicia en Savasana, dobla las piernas y coloca los pies en el suelo. Toma conciencia de tu respiración. Levanta los pies del suelo y coloca cada mano sobre la rodilla correspondiente. Al exhalar, acerca las piernas al cuerpo. Al inspirar, las alejas, y así sucesivamente.

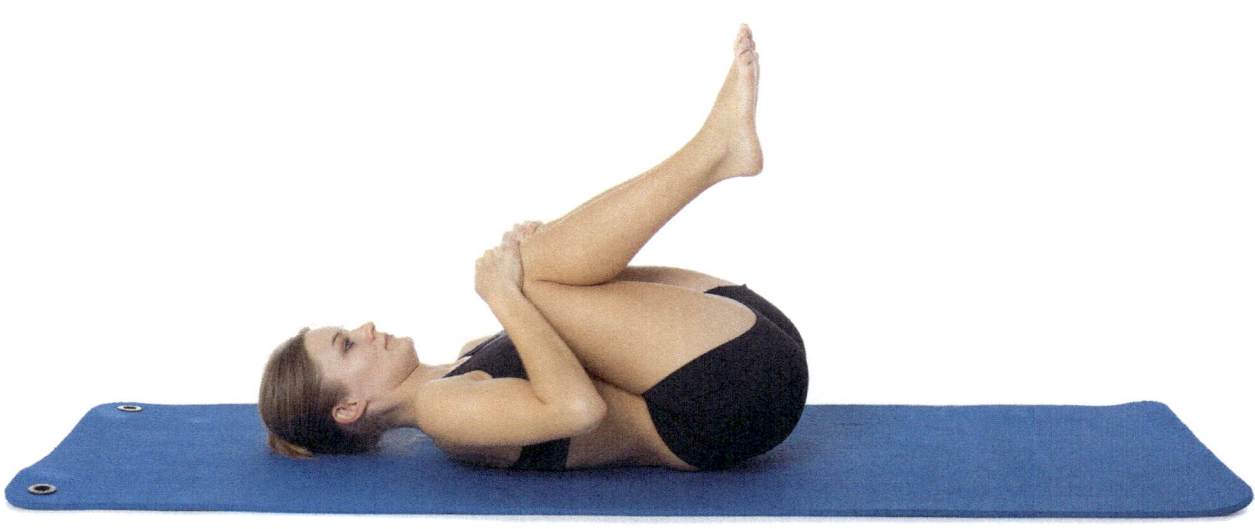

TODO

Savasana 10

 Tumbado bocarriba con los brazos y las piernas estiradas.

⚡ **20 SEGUNDOS**　　　⚡⚡　　　　　　⚡⚡⚡

🟩 **BENEFICIO**
Elimina la fatiga. Tranquiliza el cuerpo, calma la mente.

🟨 **PRECAUCIÓN**
Si tienes la tensión arterial baja, antes de incorporarte gira hacia el lado izquierdo para aumentar el flujo sanguíneo.

TÉCNICA

Tumbado en el suelo bocarriba, coloca los brazos un poco separados del cuerpo y las palmas de las manos hacia arriba. Las piernas ligeramente separadas, los pies caen a los lados. Afloja las tensiones de tu cuerpo, relaja la cara, deja caer la mandíbula y descansa los ojos. Respira de forma suave, lenta y profunda. Para salir de la postura, realiza unas respiraciones más amplias e incorpórate lentamente sobre un costado.

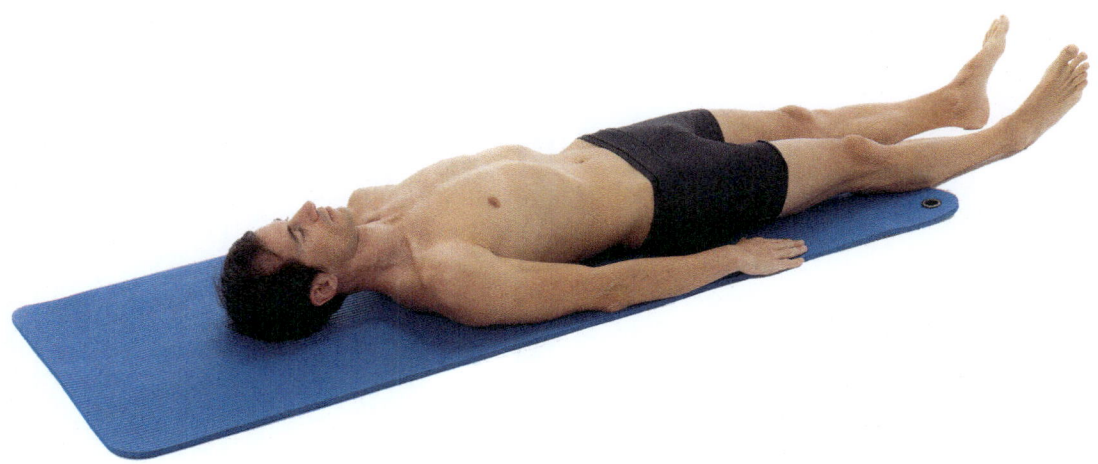

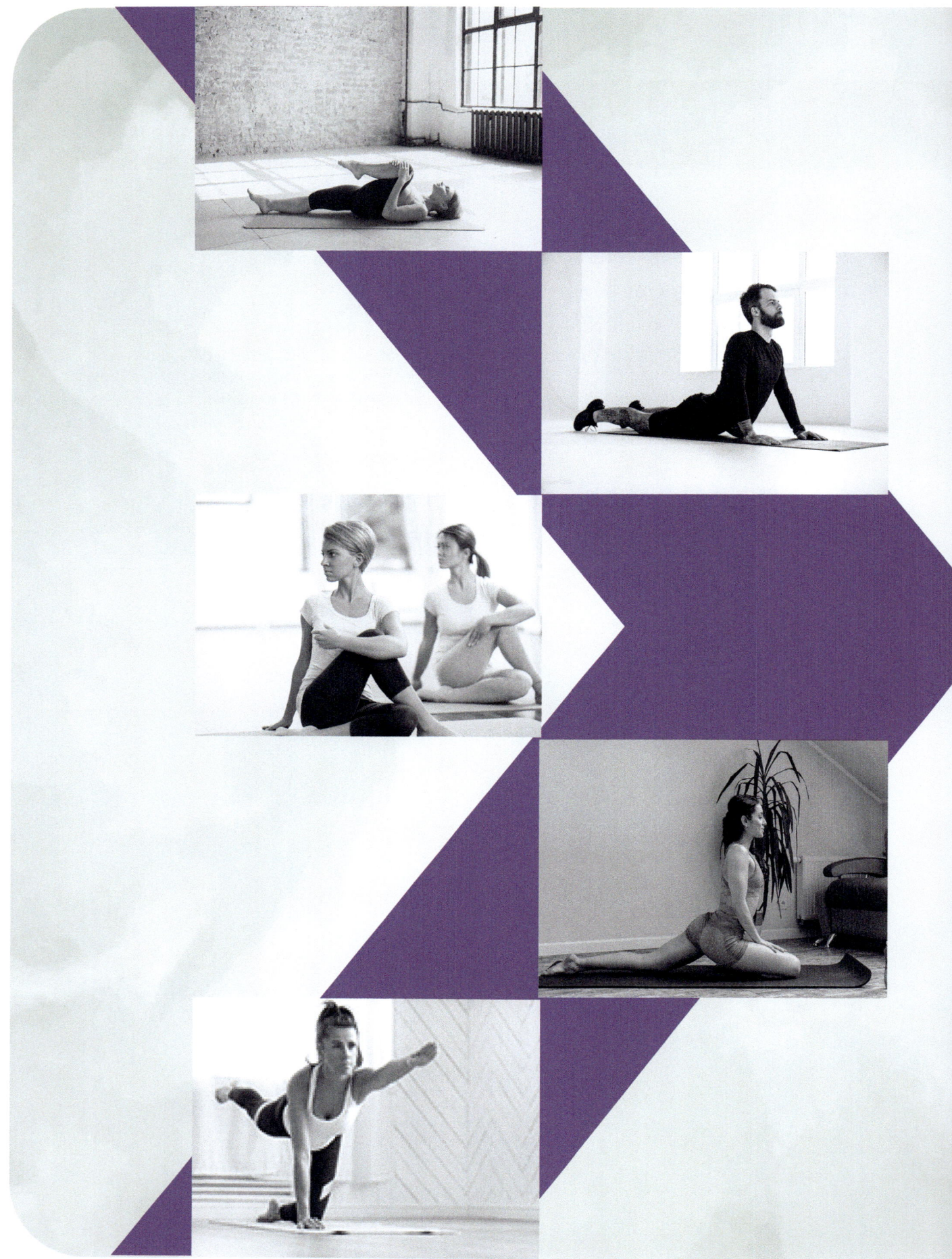

PARA SENTIRSE BIEN

Te proponemos 5 rutinas para favorecer tanto la movilidad como la flexibilidad de tu cuerpo. Estos ejercicios te proporcionan herramientas para mantenerte en forma y sentirte bien.

Dedicando tan solo unos minutos al día, experimenta cómo tu cuerpo se vuelve más flexible y cómo los dolores musculares causados por la rutina diaria desaparecen gradualmente. Consigue una mayor vitalidad y bienestar.

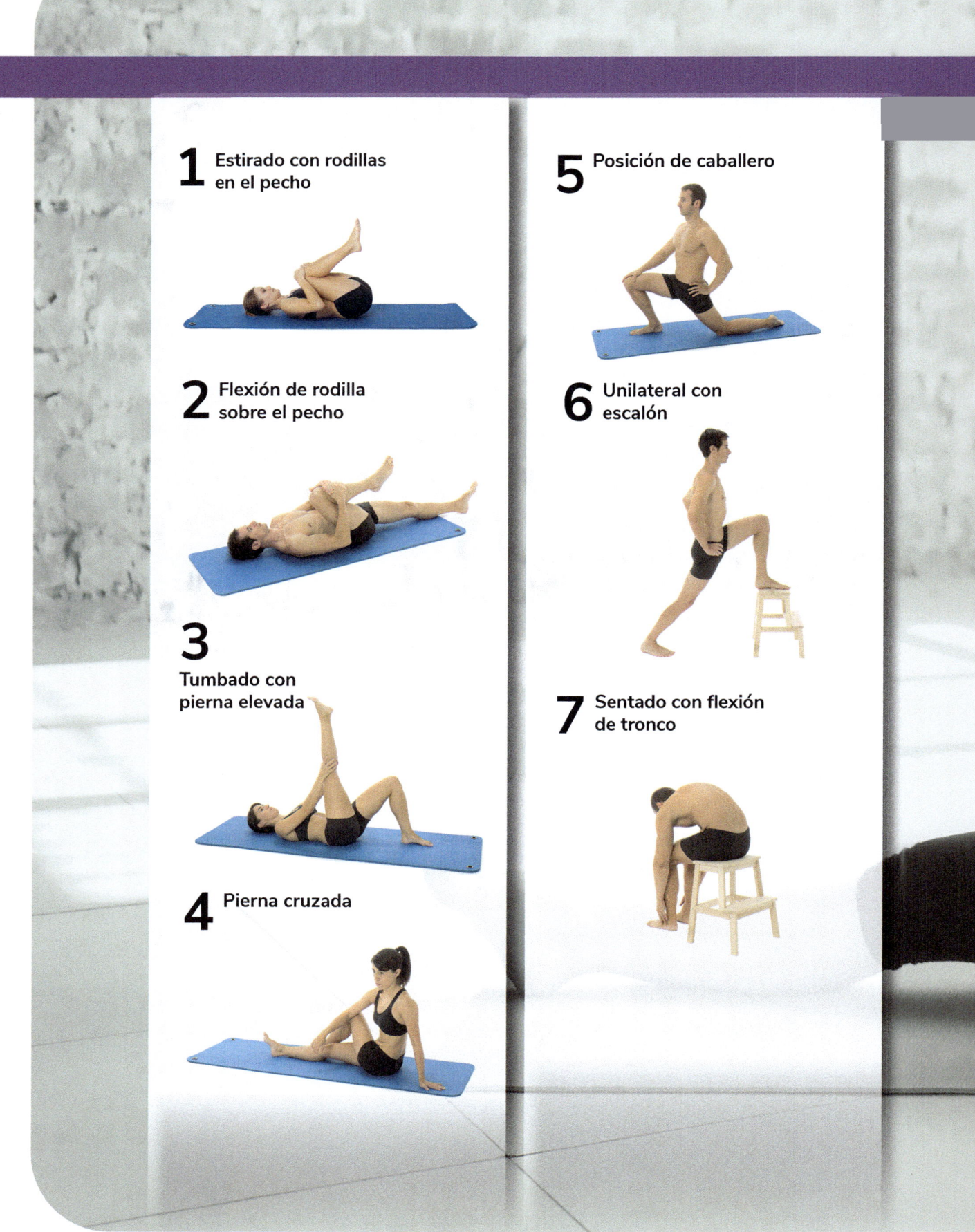

1 Estirado con rodillas en el pecho

2 Flexión de rodilla sobre el pecho

3 Tumbado con pierna elevada

4 Pierna cruzada

5 Posición de caballero

6 Unilateral con escalón

7 Sentado con flexión de tronco

ESTIRAMIENTOS CONTRA LA LUMBALGIA

10 min. • Mejorar la flexibilidad • Elementos de casa

Esta rutina de estiramientos te ayudará a superar la lumbalgia y a prevenir una recaída.

ABDOMEN

1 Estirado con rodillas en el pecho

▶ Tumbado, recoge las piernas y sujeta las rodillas con las manos.

⚡ **20 SEGUNDOS - 2 SERIES** ⚡⚡ ⚡⚡⚡

🟩 **BENEFICIO**
Elimina tensiones de la parte baja de la espalda. Favorece le eliminación de toxinas del organismo.

🟨 **PRECAUCIÓN**
Contraindicado si tienes la presión arterial alta. No es recomendable si padeces de inflamación de los órganos abdominales.

TÉCNICA

Inicia en Savasana, dobla las piernas y coloca los pies en el suelo. Toma conciencia de tu respiración. Levanta los pies del suelo y coloca cada mano sobre la rodilla correspondiente. Al exhalar, acerca las piernas al cuerpo. Al inspirar, las alejas, y así sucesivamente.

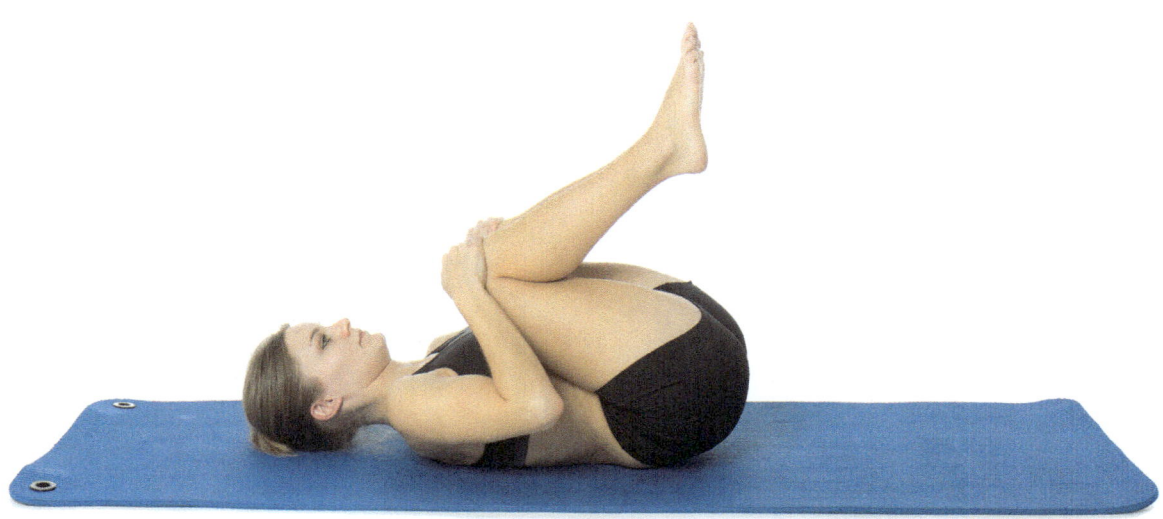

ABDOMEN

Flexión de rodilla sobre el pecho | 2

 Tumbado, acerca la rodilla con las manos hacia el pecho.

⚡ **15 SEGUNDOS - 2 SERIES**   ⚡⚡ **REPITE CON EL OTRO LADO**   ⚡⚡⚡

🟩 **BENEFICIO**
Disminución de la tensión en la parte lumbar.

🟨 **PRECAUCIÓN**
Intenta mantenerte lo más paralelo y pegado al suelo posible con la pierna estirada.

TÉCNICA

Tumbado bocarriba, mantén una pierna estirada en línea con el tronco y sube la otra, al tiempo que flexionas la rodilla y la sujetas con las manos. Tira de la rodilla hacia el pecho mientras mantienes la otra pierna estirada y paralela al suelo. Notarás la primera presión en la parte baja de tu espalda, en el lado de la pierna flexionada. Mantén esta tensión durante el tiempo indicado.

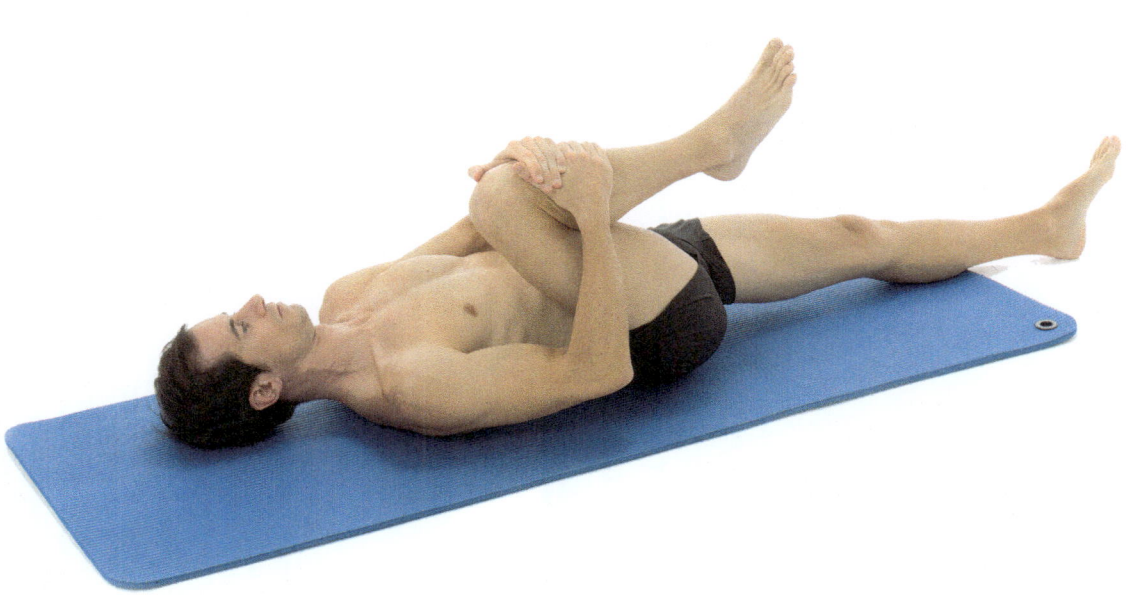

PIERNA

3 Tumbado con pierna elevada

▶ Tumbado, levanta la pierna con la rodilla estirada.

⚡ **20 SEGUNDOS - 2 SERIES**　　⚡⚡ **REPITE CON EL OTRO LADO**　　⚡⚡⚡

🟩 **BENEFICIO**
Aumento de movimiento de la extensión de rodilla y flexión de cadera, y disminución de la tensión en la zona posterior del muslo.

🟨 **PRECAUCIÓN**
No rebases el umbral del dolor. Una sensación de molestia es suficiente para un correcto estiramiento, ya que los isquiotibiales pueden lesionarse.

TÉCNICA

Tumbado bocarriba, flexiona las piernas unos 90°. Lleva una de las piernas hacia el pecho y sujétala con ambas manos. Mantén la cabeza apoyada en el suelo para evitar tensiones cervicales. Extiende la rodilla de la pierna levantada al tiempo que tiras de ella con las manos hacia el pecho. La tensión en la parte posterior del muslo y la rodilla será el mejor indicador de que el estiramiento se está realizando correctamente. Realiza el ejercicio durante el tiempo indicado y repite con el otro lado.

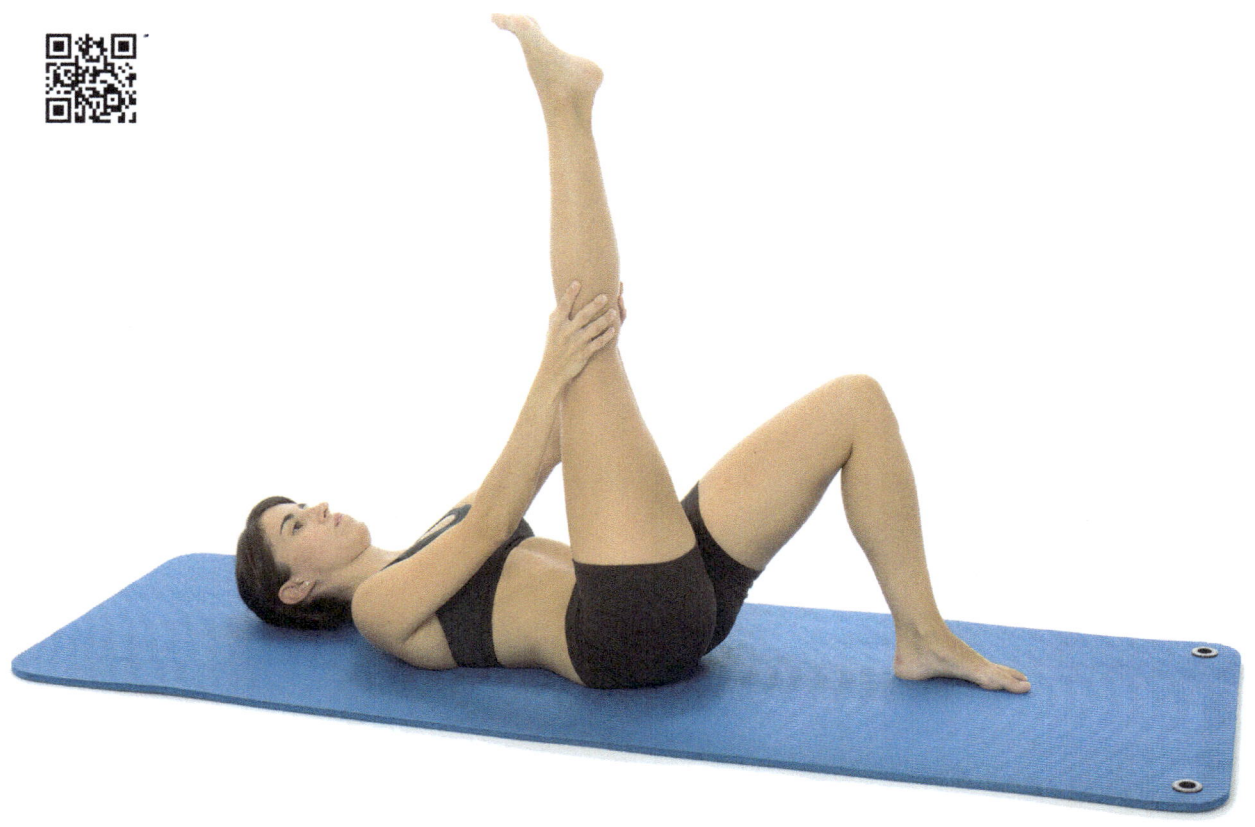

ABDOMEN

Pierna cruzada 4

 Sentado en el suelo, con una pierna estirada y la otra cruzada.

⚡ **20 SEGUNDOS - 2 SERIES**   ⚡⚡ **REPITE CON EL OTRO LADO**   ⚡⚡⚡

BENEFICIO
Disminución de la tensión en la región lumbar.

PRECAUCIÓN
Céntrate en la rotación del tronco y no en tirar de la pierna flexionada. Se trata de realizar un estiramiento del músculo de la espalda.

TÉCNICA

Sentado, con una pierna estirada y la rodilla flexionada y cruzada sobre la primera. Mantén el brazo correspondiente de la pierna estirada también cruzado y el otro apoyado en el suelo. Deja caer el brazo cruzado por la parte exterior de la pierna flexionada y ayúdate de él para girar el tronco hacia el lado de la mano de apoyo. Esta rotación hará que los hombros y las caderas ya no estén alineados, produciendo un estiramiento en los músculos de la parte baja de la espalda.

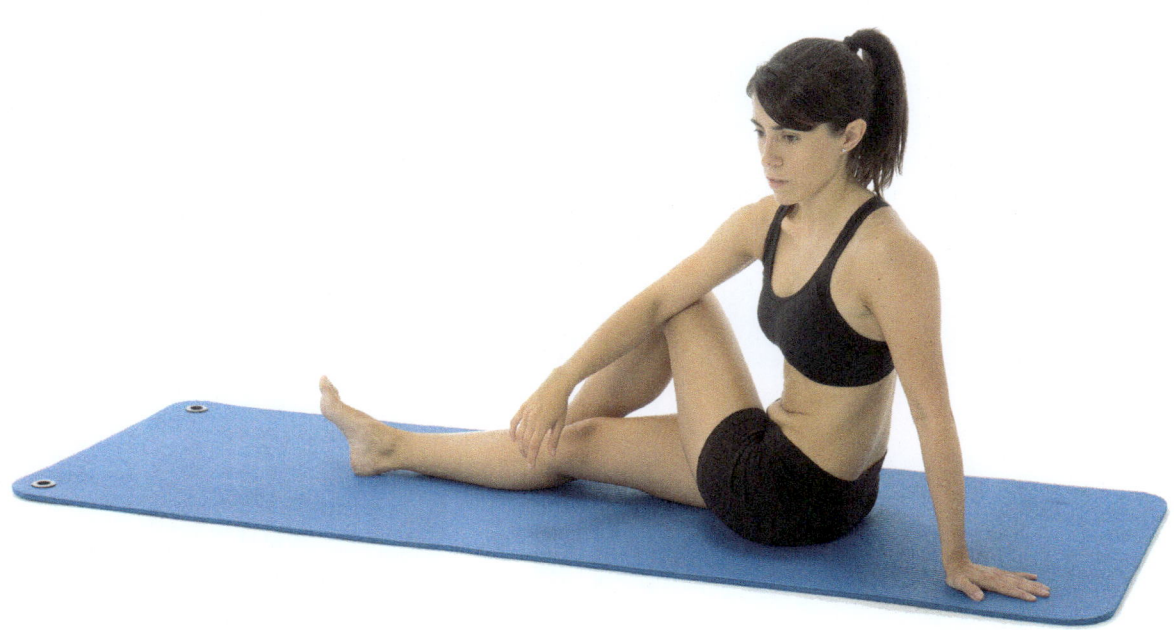

CADERA

5 Posición de caballero

▶ En el suelo apóyate sobre una rodilla y un pie, con los brazos a los lados.

⚡ **20 SEGUNDOS - 2 SERIES**   ⚡⚡ **REPITE CON EL OTRO LADO**   ⚡⚡⚡

🟩 **BENEFICIO**
Ampliación de movimiento y disminución de la tensión de la musculatura anterior de la cadera.

🟨 **PRECAUCIÓN**
Parte de una posición estable que te permita mantener el equilibrio durante todo el ejercicio. Usa una esterilla acolchada como base de apoyo.

TÉCNICA

En el suelo, apoyado sobre una rodilla y un pie. La pierna adelantada a 90° debe mantener la flexión de la cadera y la rodilla. La pierna de atrás ha de tener el músculo alineado con el tronco y la rodilla flexionada a 90° en el momento de iniciar. Desplázate hacia delante sin mover los puntos de apoyo, de manera que se acentúe la extensión de la cadera correspondiente a la pierna de atrás. El tronco permanece perpendicular al suelo durante el ejercicio. A medida que vas notando la tensión en la cadera extendida, frena el movimiento hasta detenerlo.

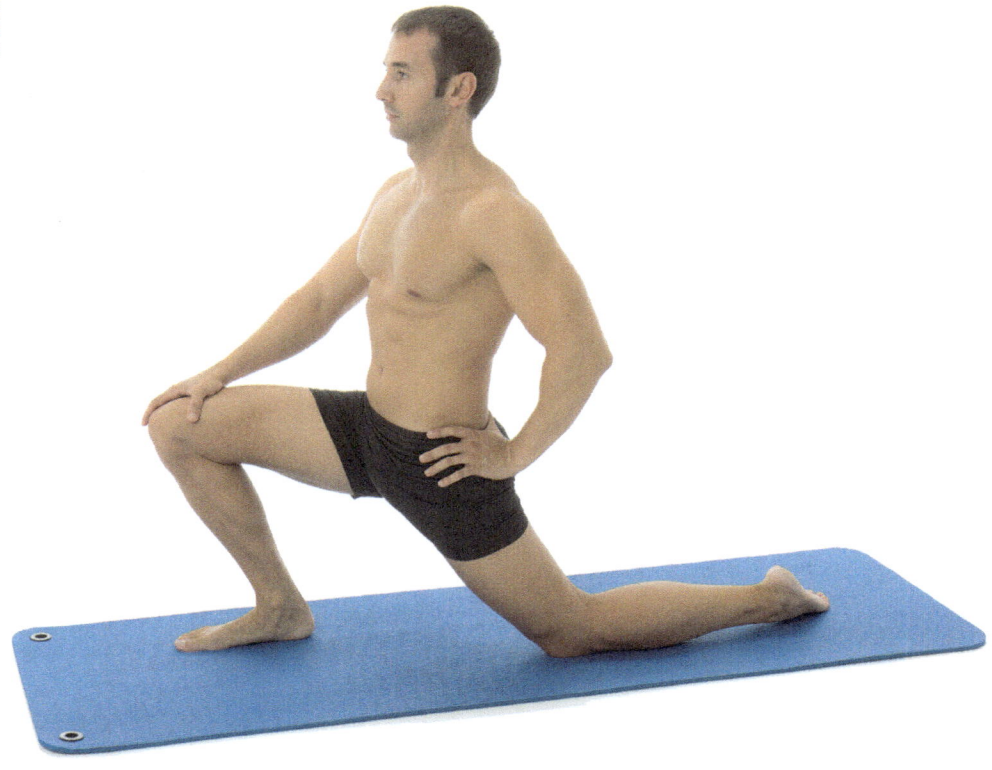

CADERA

Unilateral con escalón

6

▶ Delante de un taburete, apoya un pie encima y mantén el otro en el suelo.

⚡ **15 SEGUNDOS - 2 SERIES**   ⚡⚡ **REPITE CON EL OTRO LADO**   ⚡⚡⚡ **TABURETE**

🟩 **BENEFICIO**
Ampliación de movimiento y disminución de la tensión de la musculatura anterior de la cadera.

🟨 **PRECAUCIÓN**
Asegúrate de que el punto de apoyo del pie adelantado es estable y se mantiene fijo durante el estiramiento.

TÉCNICA

De pie frente a un taburete, apoya un pie sobre él y mantén el otro en el suelo, en línea con la cadera y sosteniendo tu peso. Coloca las manos en las caderas. Desplaza el cuerpo hacia delante sin mover los pies del punto de apoyo y mantén el tronco perpendicular al suelo. Según avanzas, tu centro de gravedad descenderá tu extensión, lo que provocará el estiramiento. Realiza el ejercicio durante el tiempo indicado y repite con el otro lado.

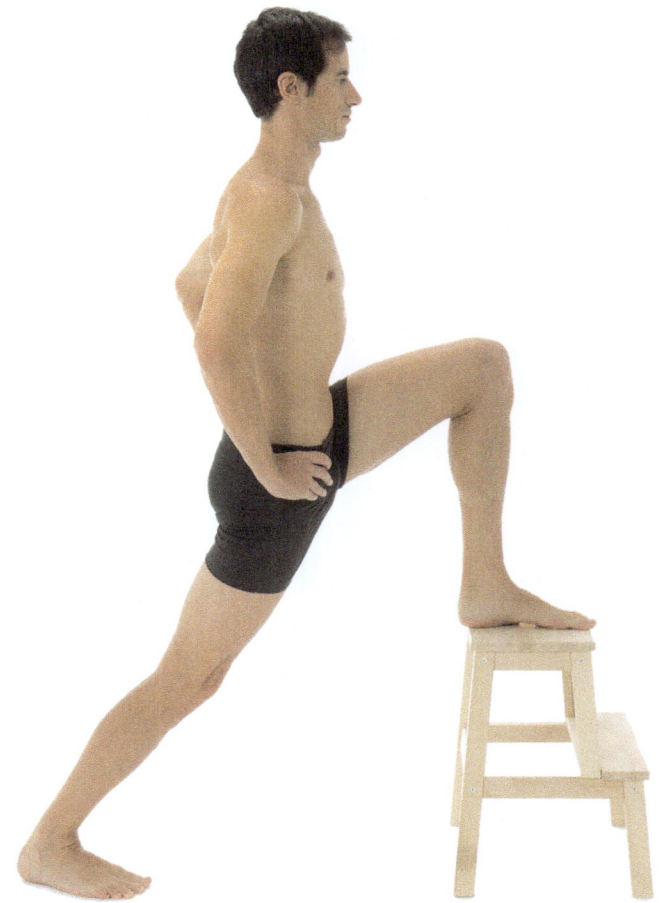

ABDOMEN

7 Sentado con flexión de tronco

 Sentado en un taburete, inclina el tronco y las manos hacia delante.

⚡ **15 SEGUNDOS - 2 SERIES** ⚡⚡

⚡⚡⚡ **TABURETE**

🟩 **BENEFICIO**
Alivio de la tensión en la musculatura de la espalda.

🟨 **PRECAUCIÓN**
Evita realizar una anteversión de la cadera, ya que ello minimiza el efecto del estiramiento en los músculos de la espalda.

TÉCNICA

Sentado, con la espalda recta y las manos sobre las rodillas. La mirada al frente y los pies en el suelo. Inclina el tronco hacia delante al tiempo que deslizas las manos hacia los tobillos. Intenta mantener la cadera en retroversión, y que la zona media y posterior de los glúteos permanezca pegada al asiento. Siente el estiramiento de los músculos de la espalda y mantén la posición durante unos segundos.

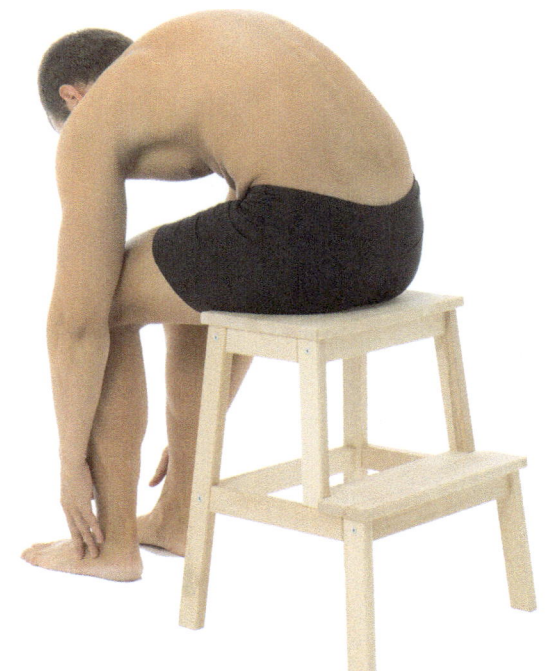

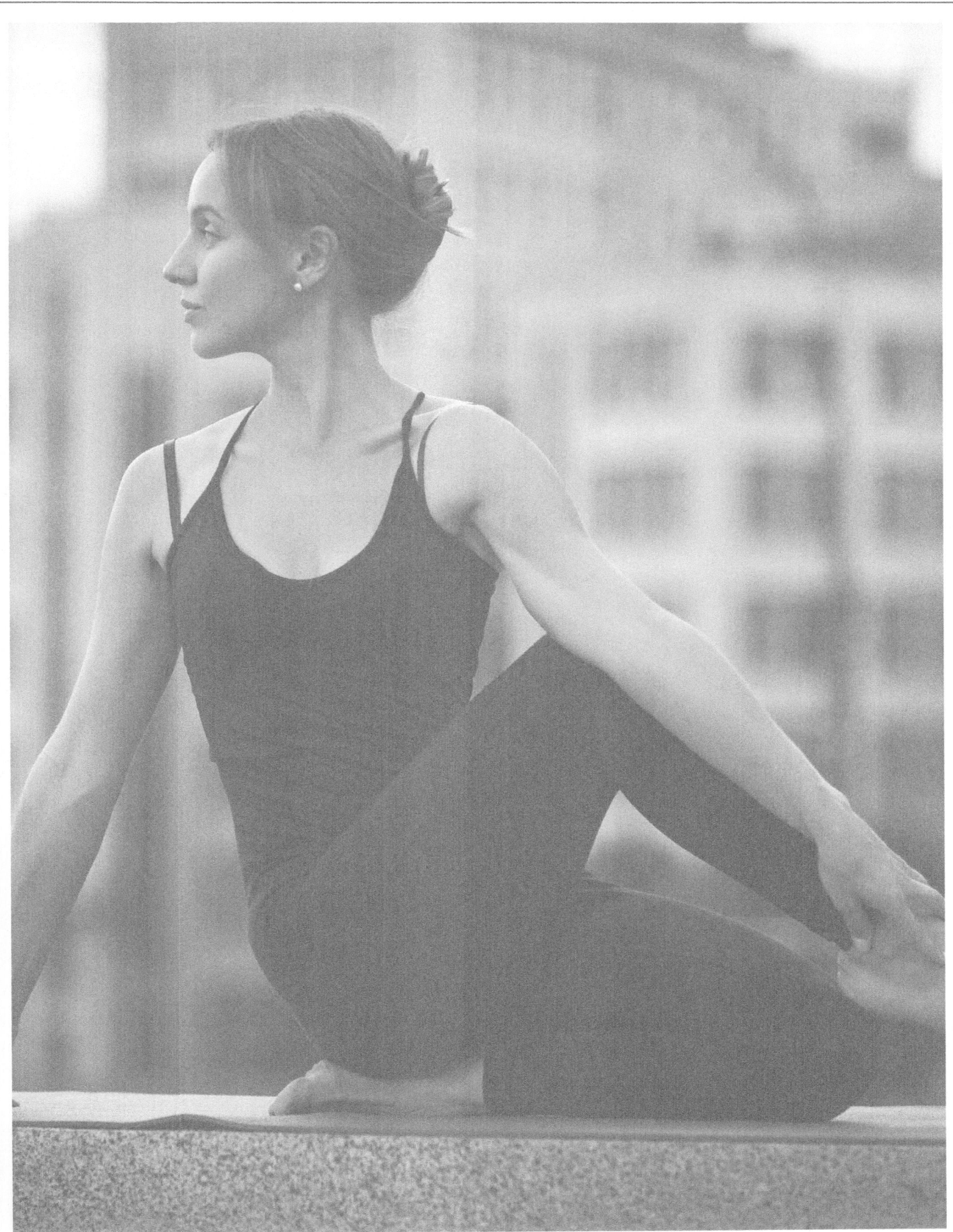

1 Tracción posterior de codo

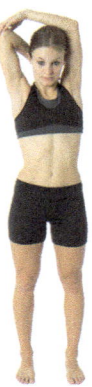

2 Apoyo en pared con giro

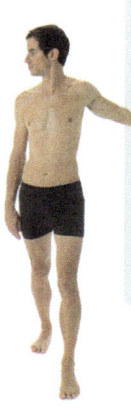

3 Antebrazos sobre la cabeza

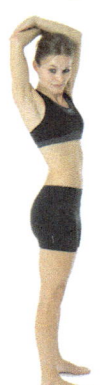

4 Posición de gato

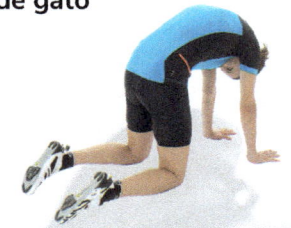

5 Crunch con dedos en las sienes

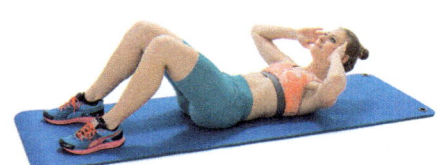

6 Plancha con apoyo de rodillas

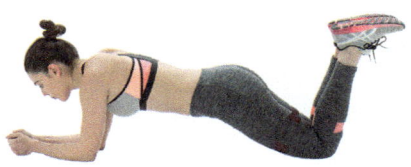

7 Elevación alterna de brazo y pierna

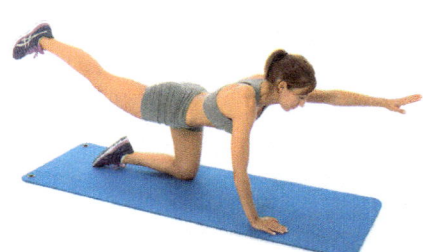

8 Posición de Mahoma

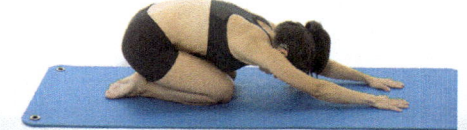

SALVA TU ESPALDA EN 7 MINUTOS

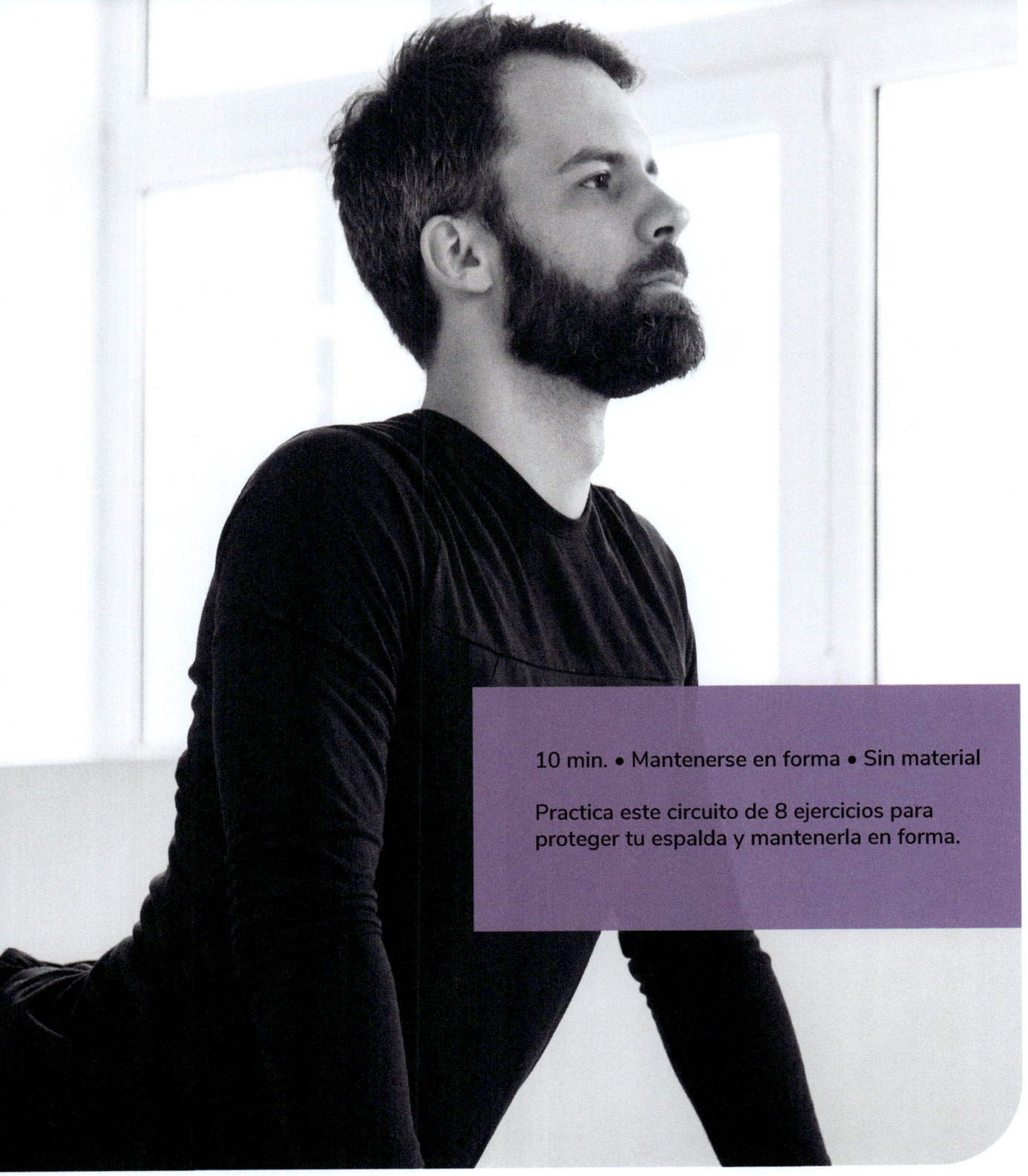

10 min. • Mantenerse en forma • Sin material

Practica este circuito de 8 ejercicios para proteger tu espalda y mantenerla en forma.

BRAZO

1 Tracción posterior de codo

▶ Colócate de pie, levanta los brazos y flexiona los codos.

⚡ **20 SEGUNDOS - 2 SERIES** ⚡⚡ **REPITE CON EL OTRO LADO** ⚡⚡⚡

🟩 **BENEFICIO**
Alivio de la tensión en la cara posterior del brazo.

🟨 **PRECAUCIÓN**
Realiza el estiramiento lentamente, y vigila el más mínimo dolor, ya que el hombro del costado estirado está en el extremo del recorrido articular.

TÉCNICA

De pie con los brazos hacia arriba. Flexiona totalmente un codo, de manera que la mano caiga por detrás de la cabeza. La otra mano debe sujetar el codo opuesto. Tira hacia atrás del codo que queda más flexionado. Cuanto mayor sea la tracción, más intenso será el estiramiento, lo notarás con facilidad. Mantén la tensión durante unos segundos y regresa al punto de inicio.

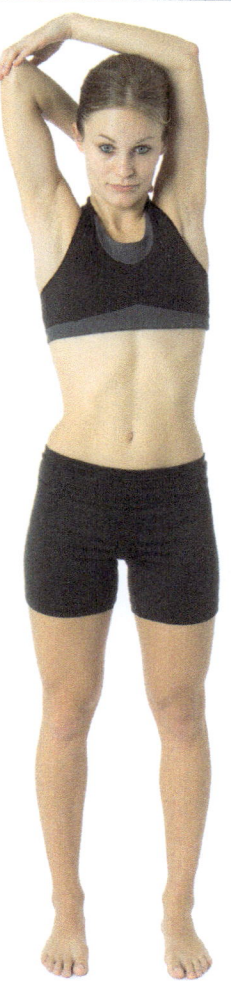

BRAZO

Apoyo en pared con giro | 2

 Apoya la palma de la mano en una pared.

⚡ **30 SEGUNDOS - 2 SERIES**   ⚡⚡ **REPITE CON EL OTRO LADO**   ⚡⚡⚡

🟩 **BENEFICIO**
Disminución de la tensión en la zona anterior del brazo y correcta amplitud de movimiento de la articulación del codo.

🟨 **PRECAUCIÓN**
Evita realizar este ejercicio si tienes el plexo branquial afectado por algún trastorno o lesión.

TÉCNICA

De pie junto a una pared, apoya la palma de la mano en un punto ligeramente atrasado respecto al tronco y un poco por debajo de la altura de los hombros. El pie más cercano a la pared ha de estar por delante del otro. Extiende el codo sin mover la mano y realiza una ligera rotación de la parte superior de los hombros en sentido opuesto al punto de apoyo. Notarás la tensión en la parte anterior del codo. Mantén la posición durante unos segundos antes de regresar al punto de inicio.

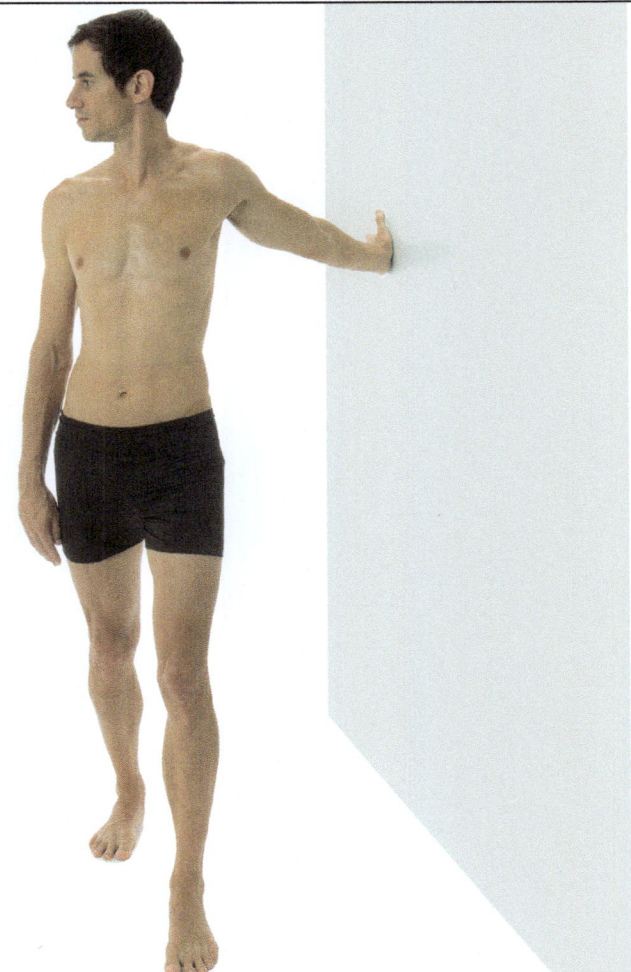

ABDOMEN

3 Antebrazos sobre la cabeza

De pie con los brazos hacia arriba, los codos flexionados y los antebrazos sobre la cabeza.

⚡ **20 SEGUNDOS - 2 SERIES**   ⚡⚡ **REPITE CON EL OTRO LADO**   ⚡⚡⚡

🟩 **BENEFICIO**
Disminución de la tensión en la región abdominal, especialmente en la zona lateral.

🟨 **PRECAUCIÓN**
Mantén el equilibrio y una posición firme, ya que la rotación del tronco puede contribuir a la inestabilidad.

TÉCNICA

Colócate de pie, con los pies alineados con los hombros. Seguidamente, lleva los brazos hacia arriba y flexiona los codos, de manera que los antebrazos queden sobre la cabeza para cogerlos con las manos. Realiza una rotación del tronco de manera que los hombros pierdan su alineación con las caderas. Notarás tensión en la zona del abdomen del lado contrario hacia el que has girado. Mantén esa tensión unos segundos y regresa al punto de inicio. Haz una pausa antes de realizar el ejercicio de nuevo.

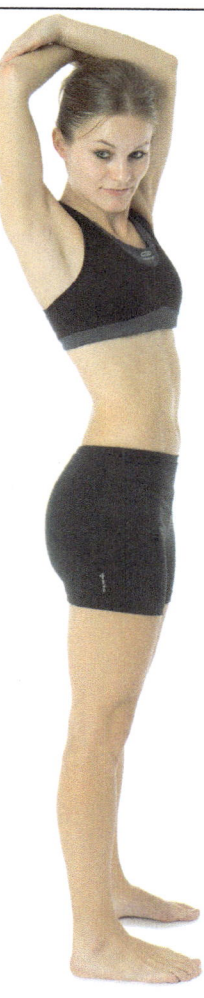

ESPALDA

Posición de gato 4

 Coloca las rodillas y las manos en el suelo y flexiona la espalda.

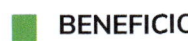 **20 SEGUNDOS - 2 SERIES**

■ **BENEFICIO**
Disminución de la tensión de la región abdominal, sobre todo de la zona central.

■ **PRECAUCIÓN**
Si tienes problemas en la zona lumbar, ten cuidado al realizar la extensión de la columna. Detente ante cualquier sensación de dolor.

TÉCNICA

Colócate en cuadrupedia, con los muslos y los brazos perpendiculares al suelo. La espalda debe estar recta. Mantén las rodillas alineadas con las caderas y las manos con una separación similar a la que hay entre los hombros y ligeramente adelantadas, para mantener una posición estable. Baja la cabeza y curva la espalda como un gato cuando eriza el lomo. Trata de alcanzar la mayor curvatura posible para lograr un estiramiento suficiente de los músculos erectores de la columna.

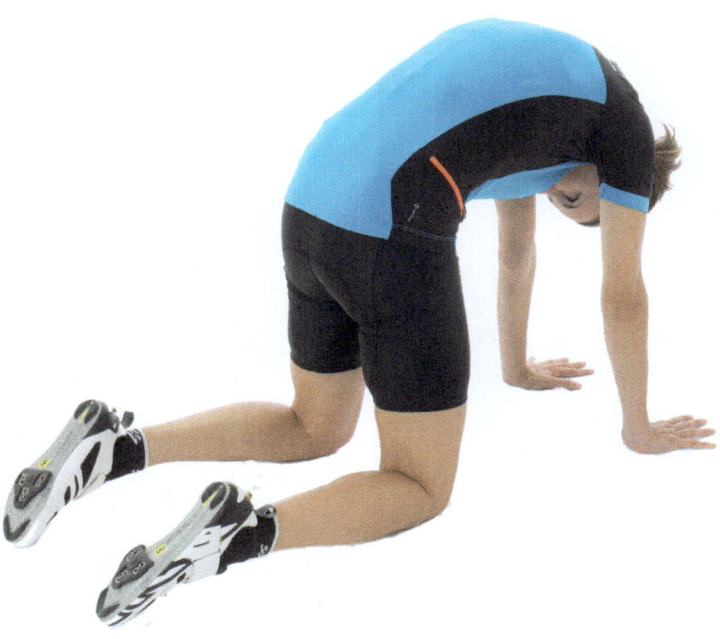

ABDOMEN

5 Crunch con dedos en las sienes

▶ Tumbado bocarriba con los dedos en las sienes.

⚡ **20 SEGUNDOS - 3 SERIES** ⚡⚡ ⚡⚡⚡

🟩 **BENEFICIO**
Fortalece la musculatura abdominal y mejora la movilidad de la columna.

🟨 **PRECAUCIÓN**
Evita mover las piernas o flexionar las caderas una vez iniciado el ejercicio.

TÉCNICA

Tumbado bocarriba con los dedos a la altura de las sienes y las caderas y rodillas flexionadas. Realiza un muy corto movimiento de flexión de tronco con el fin de separar la parte superior de la espalda del suelo. No tires del cuello porque puede ser nocivo para la zona cervical. Céntrate en el trabajo de los abdominales. Realiza el ejercicio durante el tiempo indicado.

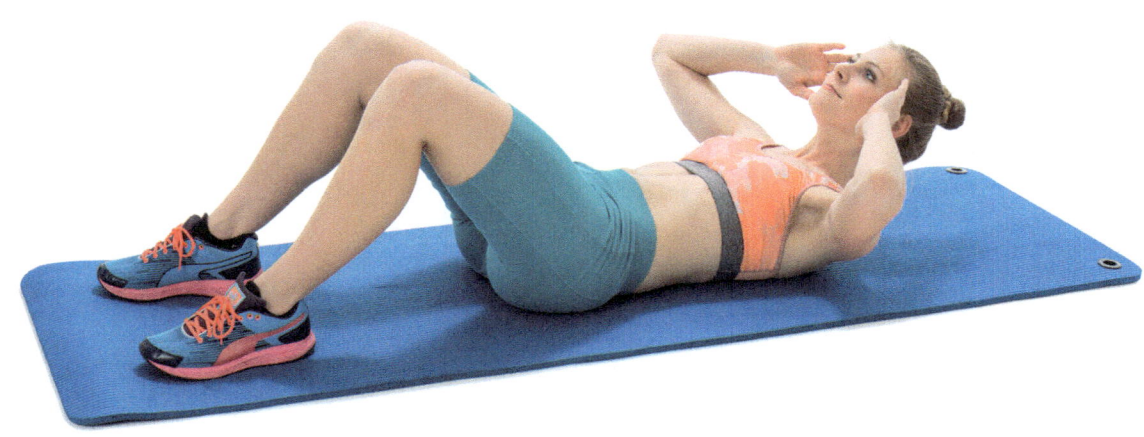

ABDOMEN

Plancha con apoyo de rodillas 6

▶ Colócate bocabajo apoyándote en los antebrazos y las rodillas.

⚡ **15 SEGUNDOS - 3 SERIES** ⚡⚡ ⚡⚡⚡

🟩 **BENEFICIO**
Fortalece la musculatura abdominal y estabiliza la columna lumbar.

🟨 **PRECAUCIÓN**
Contrae la musculatura abdominal y evita arquear el cuerpo hacia el suelo.

TÉCNICA

En el suelo bocabajo, apoya los antebrazos y las rodillas. Flexiona las rodillas 90º, y haz que las plantas de los pies queden paralelas al suelo. Los muslos no deben tocar el suelo y la espalda tiene que mantenerse recta, en línea con el cuello y la cabeza. Realiza el ejercicio durante el tiempo indicado.

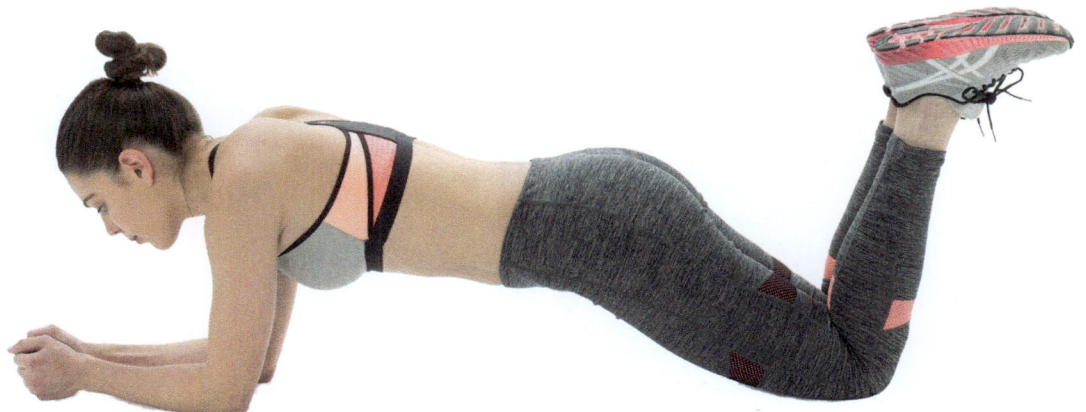

ESPALDA

7 Elevación alterna de brazo y pierna

▶ En el suelo, apoya las rodillas y las manos y levanta un brazo y una pierna.

⚡ **10 SEGUNDOS - 2 SERIES**   ⚡⚡ **REPITE CON EL OTRO LADO**   ⚡⚡⚡

🟩 **BENEFICIO**
Permite compensar desequilibrios musculares entre los dos lados del cuerpo y mejora la coordinación.

🟨 **PRECAUCIÓN**
Mantén el cuello relajado y la cabeza alineada con la columna.

TÉCNICA

Ponte a gatas con las palmas de las manos en el suelo y separadas a la anchura de los hombros. Separa las rodillas a la anchura de las caderas. Tensa los abdominales y levanta el brazo izquierdo y la pierna derecha hasta quedar en línea con el cuerpo. Intenta mantener las caderas y la región lumbar inmóviles, incluso al cambiar de pierna y brazo. Realiza el ejercicio el tiempo indicado.

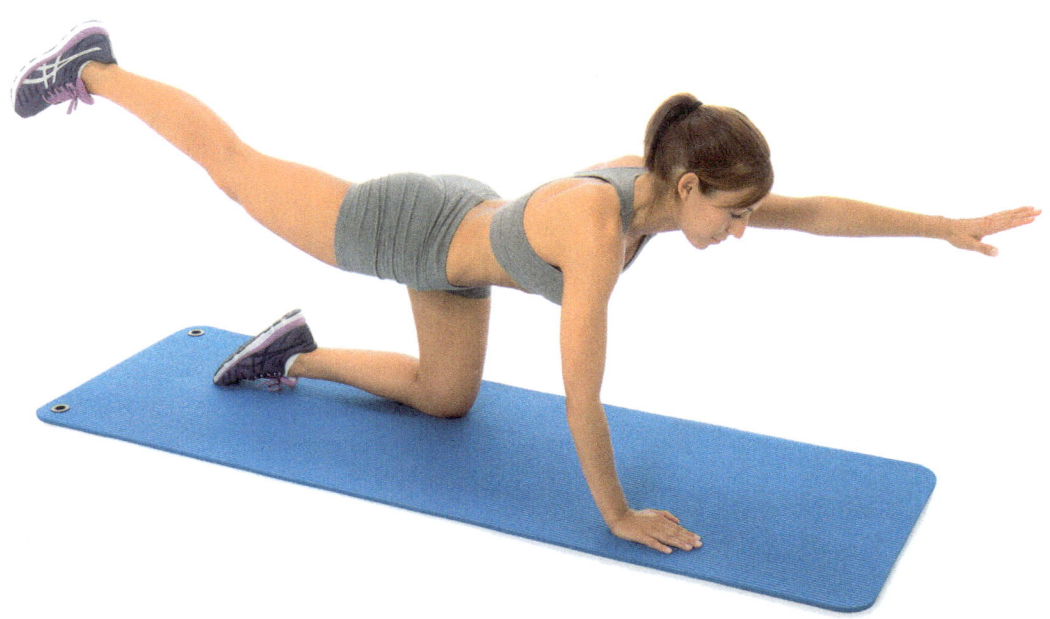

ESPALDA

Posición de Mahoma | 8

 De rodillas sentado sobre los pies y con el cuerpo inclinado hacia delante.

⚡ **20 SEGUNDOS - 2 SERIES**   ⚡⚡⚡

🟩 **BENEFICIO**
Disminución del dolor provocado por la tensión excesiva en la región dorsal y lumbar.

🟨 **PRECAUCIÓN**
Con la articulación del hombro. Para aliviar la presión sobre los tobillos en el momento de iniciar el ejercicio, utiliza una esterilla acolchada.

TÉCNICA

Colócate de rodillas y desciende hacia el suelo hasta quedar sentado sobre las pantorrillas. Inclina el tronco hacia delante y apoya las manos extendidas. Desliza las manos y el tronco hacia delante, manteniendo los codos extendidos. Cuando bajes el pecho, la cabeza quedará entre los brazos y sentirás la tensión del estiramiento en la espalda y los costados.

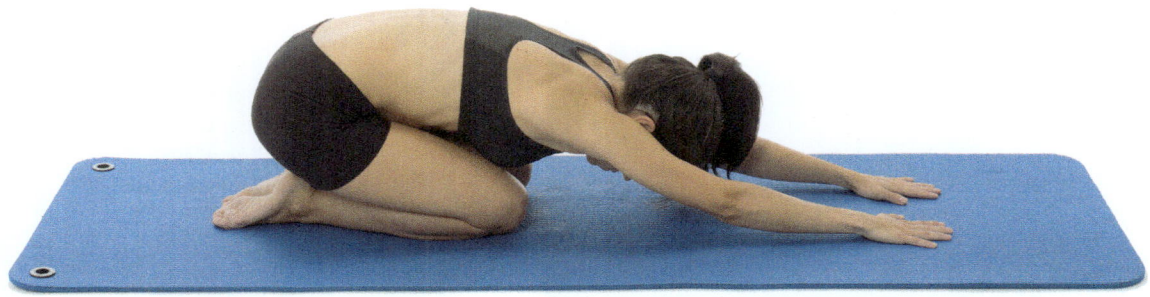

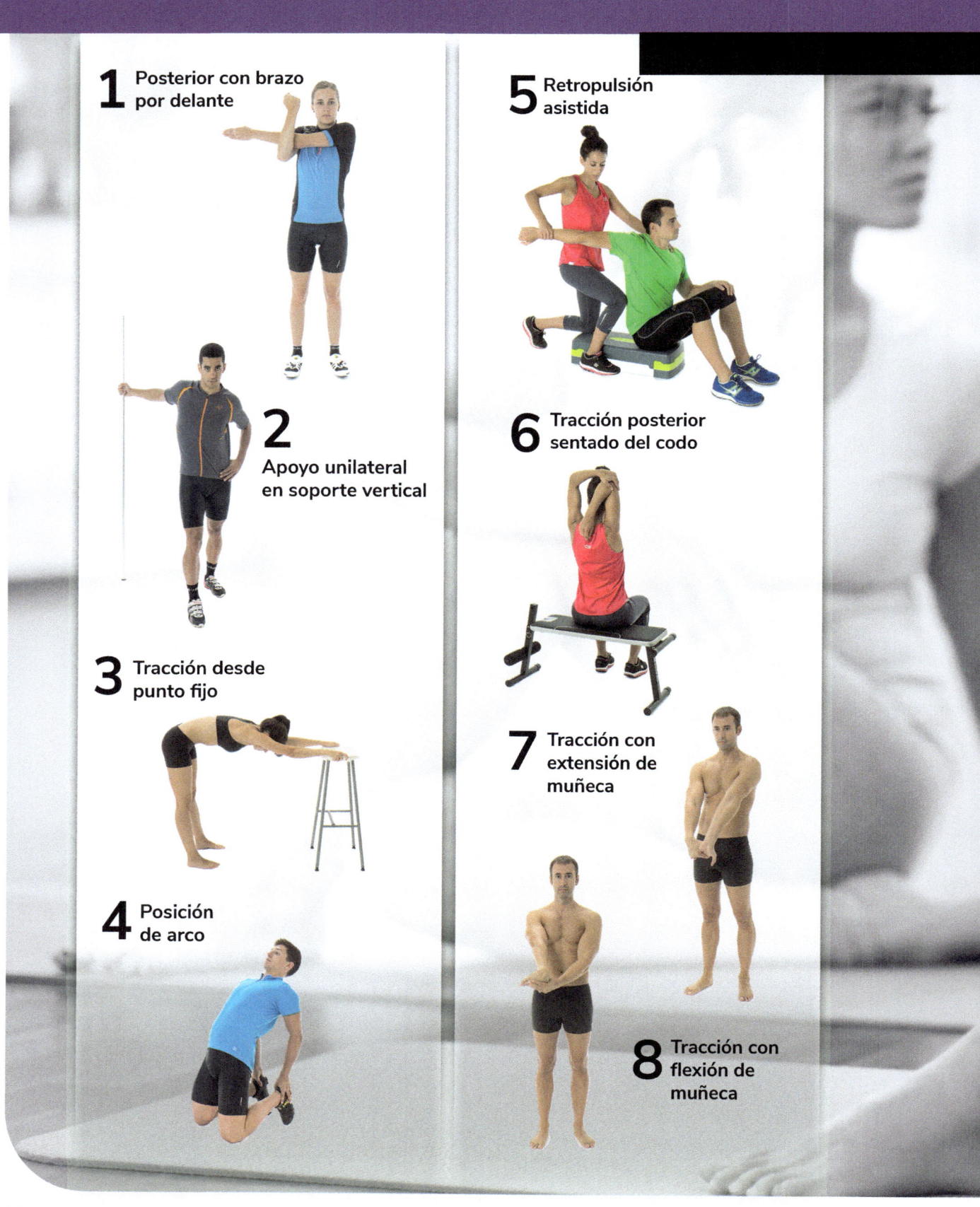

1 Posterior con brazo por delante

2 Apoyo unilateral en soporte vertical

3 Tracción desde punto fijo

4 Posición de arco

5 Retropulsión asistida

6 Tracción posterior sentado del codo

7 Tracción con extensión de muñeca

8 Tracción con flexión de muñeca

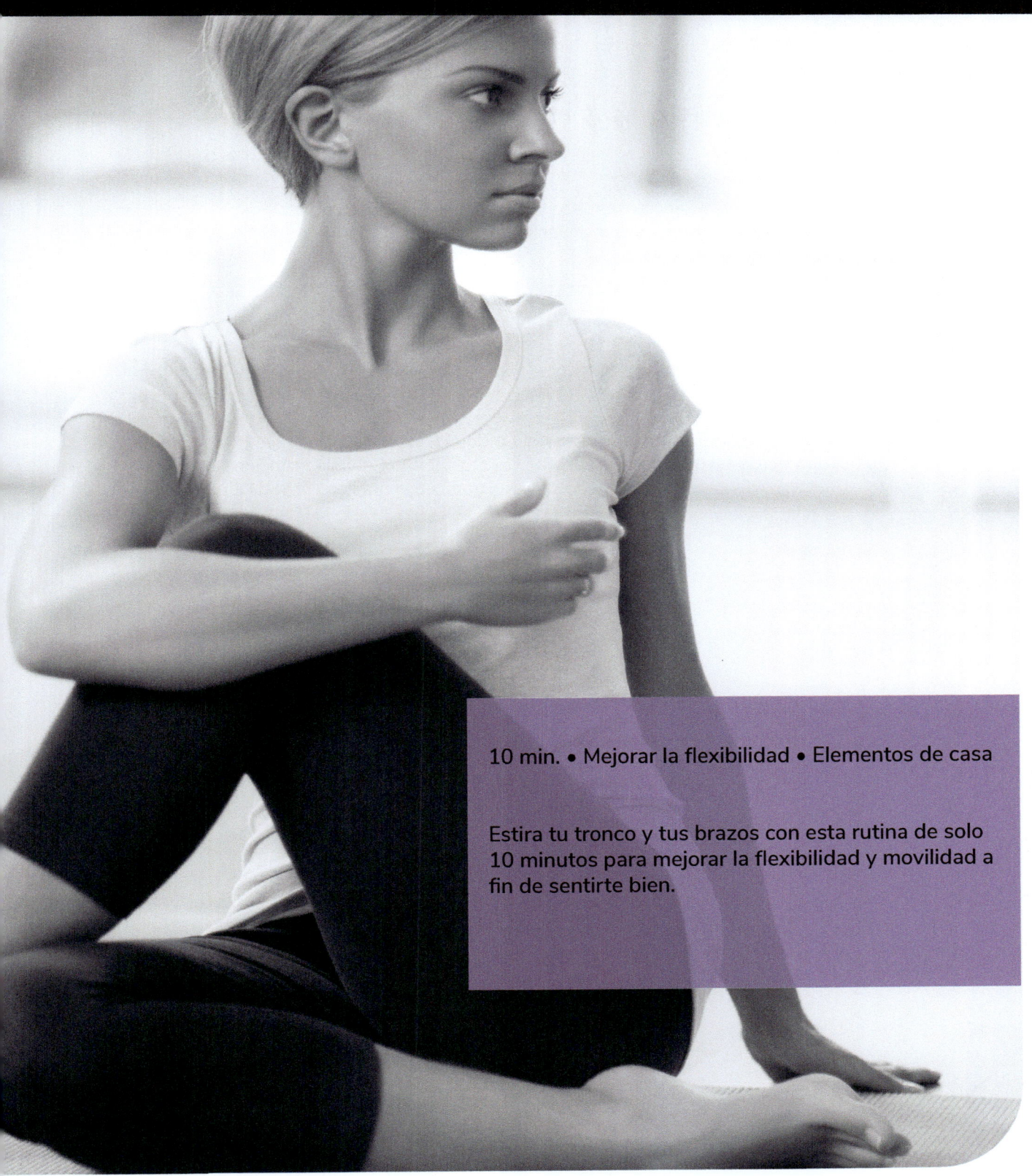

FLEXIBILIDAD PARA EL TREN SUPERIOR

10 min. • Mejorar la flexibilidad • Elementos de casa

Estira tu tronco y tus brazos con esta rutina de solo 10 minutos para mejorar la flexibilidad y movilidad a fin de sentirte bien.

HOMBRO

1 Posterior con brazo por delante

Con los brazos por delante del cuerpo, levanta el antebrazo y cruza el otro brazo por delante.

⚡ **20 SEGUNDOS - 2 SERIES**   ⚡⚡ **REPITE CON EL OTRO LADO**   ⚡⚡⚡

🟩 **BENEFICIO**
Disminuye la tensión en la zona posterolateral del brazo y optimiza la amplitud de movimiento de la articulación del hombro.

🟨 **PRECAUCIÓN**
Este ejercicio no implica ningún riesgo, dada su simplicidad y el control, en todo momento, de la intensidad del estiramiento.

TÉCNICA

Coloca un brazo por delante del cuerpo, con el codo extendido y la palma de la mano hacia delante. Posteriormente, cruza el otro brazo por delante del primero, de forma que quede apoyado en la parte anterior del codo de este. Ambos codos deben estar extendidos y las manos relajadas. La espalda debe permanecer recta, perpendicular al suelo. Flexiona el codo del brazo que queda por debajo, de manera que el otro quede sujeto y bloqueado. Tira del brazo sujeto hacia ti. Cuando alcances el punto óptimo de estiramiento, mantenlo durante unos segundos antes de proceder igual con el otro lado.

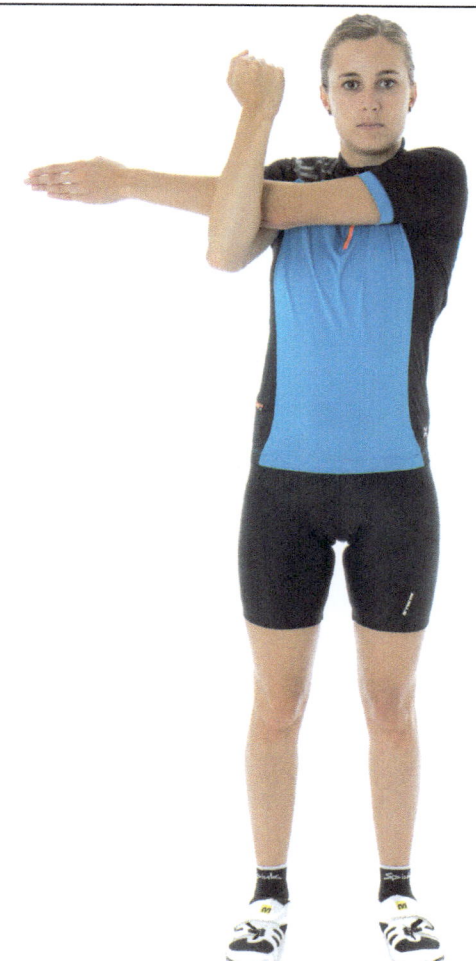

HOMBRO

Apoyo unilateral en soporte vertical | 2

▶ De pie junto a un apoyo vertical, sitúa el brazo hacia atrás.

⚡ **20 SEGUNDOS - 2 SERIES**   ⚡⚡ **REPITE CON EL OTRO LADO**   ⚡⚡⚡

🟩 **BENEFICIO**
Estiramiento del pectoral y corrección de actitudes cifólicas. Combinar con ejercicios para el fortalecimiento de la espalda.

🟨 **PRECAUCIÓN**
Coloca la mano de sujeción a la altura de los hombros o ligeramente por encima para optimizar el efecto del estiramiento y evita rotar el tronco.

TÉCNICA

Sitúate de pie junto a un apoyo vertical y firme, como una pared o un poste. El soporte debe quedar a tu lado y el pie más próximo a este ha de estar apoyado por detrás del otro. Sujeta o apoya la mano del lado del estiramiento, aproximadamente a la altura del hombro, y mantén el codo ligeramente flexionado. Adelanta un paso el pie más atrasado, de manera que el soporte quede detrás de ti. Mantén la sujeción con la mano sin rotar el tronco y con la mirada al frente. Recuerda que el codo del brazo de apoyo debe presentar una ligera flexión. Permanece en esa posición durante unos segundos y repite con el otro lado.

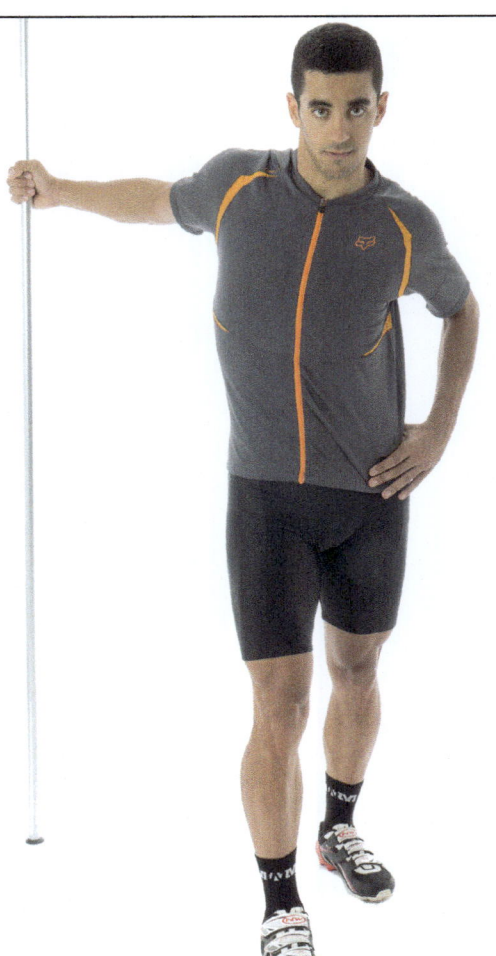

HOMBRO

3 Tracción bilateral con soporte

▶ Inclina el tronco hacia delante y extiende los brazos.

⚡ **20 SEGUNDOS - 3 SERIES** ⚡⚡

⚡⚡⚡ **TABURETE**

🟩 **BENEFICIO**
Disminución del dolor provocado por la tensión excesiva en la región dorsal.

🟨 **PRECAUCIÓN**
Reduce la intensidad del estiramiento si sientes dolor en el hombro. Realiza una ligera flexión de rodillas si sufres molestias lumbares.

TÉCNICA

Colócate delante de un taburete alto, una mesa o el respaldo de una silla o sillón, a una distancia suficiente que puedas inclinar el tronco hacia delante y extender los brazos para sujetarte con ambas manos. Parte de esta posición e intenta bajar el pecho, manteniendo los brazos extendidos. Baja lo que puedas sin llegar a sentir dolor, pero sí tensión en los costados y mantén la posición durante el tiempo indicado.

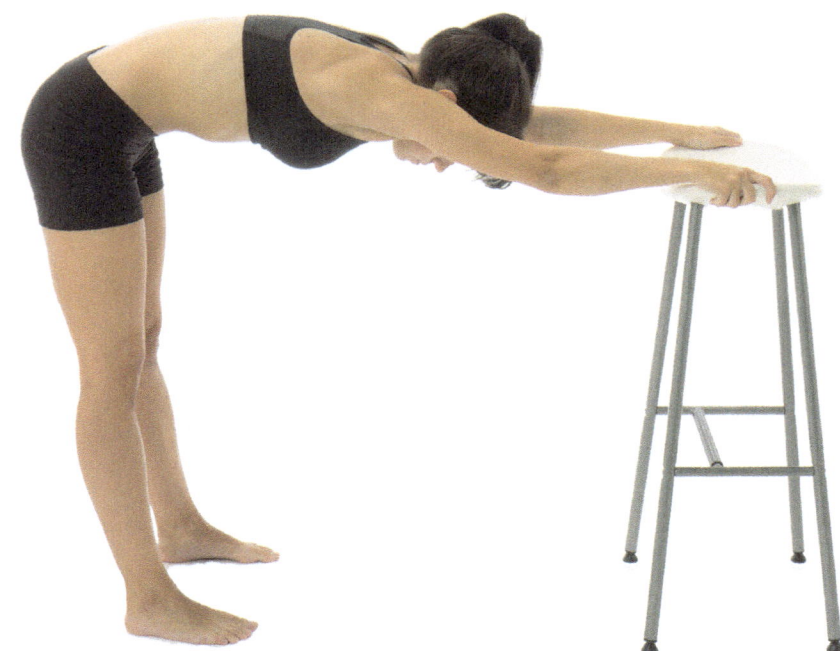

ABDOMEN

Posición de arco 4

▶ De rodillas, apoya las manos en los talones y flexiona el cuerpo hacia atrás.

⚡ **15 SEGUNDOS - 2 SERIES**   ⚡⚡   ⚡⚡⚡

🟩 **BENEFICIO**
La práctica regular de esta postura hace que la columna sea más flexible. Fortalece y alarga poderosamente las vértebras.

🟨 **PRECAUCIÓN**
No entraña riesgo, pero su ejecución no es sencilla. Parte de una posición de equilibrio y valora si te resulta adecuada.

TÉCNICA

Colócate de rodillas y con el tronco y el cuello perpendiculares al suelo. Los apoyos son sobre las rodillas y las puntas de los pies, de manera que los tobillos se encuentren en una flexión dorsal casi completa. Sitúa las manos firmemente sobre los talones, que harán de soporte. Extiende el tronco al tiempo que separas los glúteos de las pantorrillas, de manera que pecho, abdomen y muslos dibujen un arco. Las manos soportan buena parte del peso, por lo que los brazos y los pies han de estar alineados.

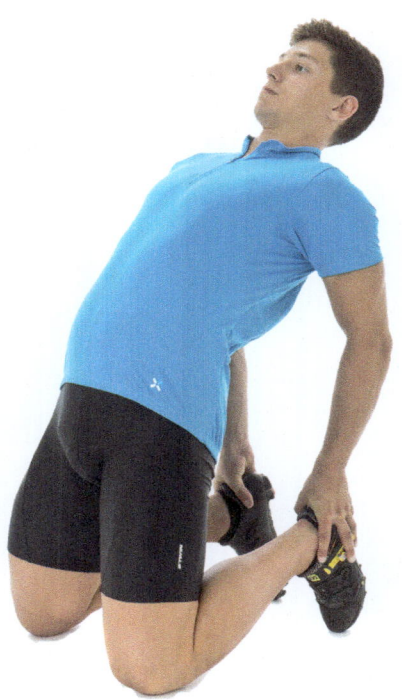

BRAZO

5 Retropulsión asistida

▶ Sentado y con un compañero detrás de ti sujetando una de las muñecas.

⚡ **20 SEGUNDOS - 2 SERIES** ⚡⚡ **REPITE CON EL OTRO LADO** ⚡⚡⚡ **REPOSAPIÉS**

🟩 **BENEFICIO**
Relaja la musculatura del brazo y del hombro.

🟧 **PRECAUCIÓN**
Asegúrate de que tu compañero tira de la muñeca de forma lenta y cuidadosa. Ha de detener el movimiento en el momento que sientas dolor.

TÉCNICA

Siéntate en un reposapiés, una silla o en el suelo y el compañero que te asista ha de colocarse detrás de ti y sujetar una de tus muñecas. Mantén la espalda recta y el pecho y la mirada al frente. El brazo sujeto debe estar extendido y relajado. El asistente ha de tirar de tu muñeca hacia arriba y atrás, provocando la retropulsión del hombro y rotando internamente el brazo. El codo tiene que permanecer extendido. Evita rotar el tronco para que el ejercicio sea efectivo. Mantén la posición durante el tiempo indicado.

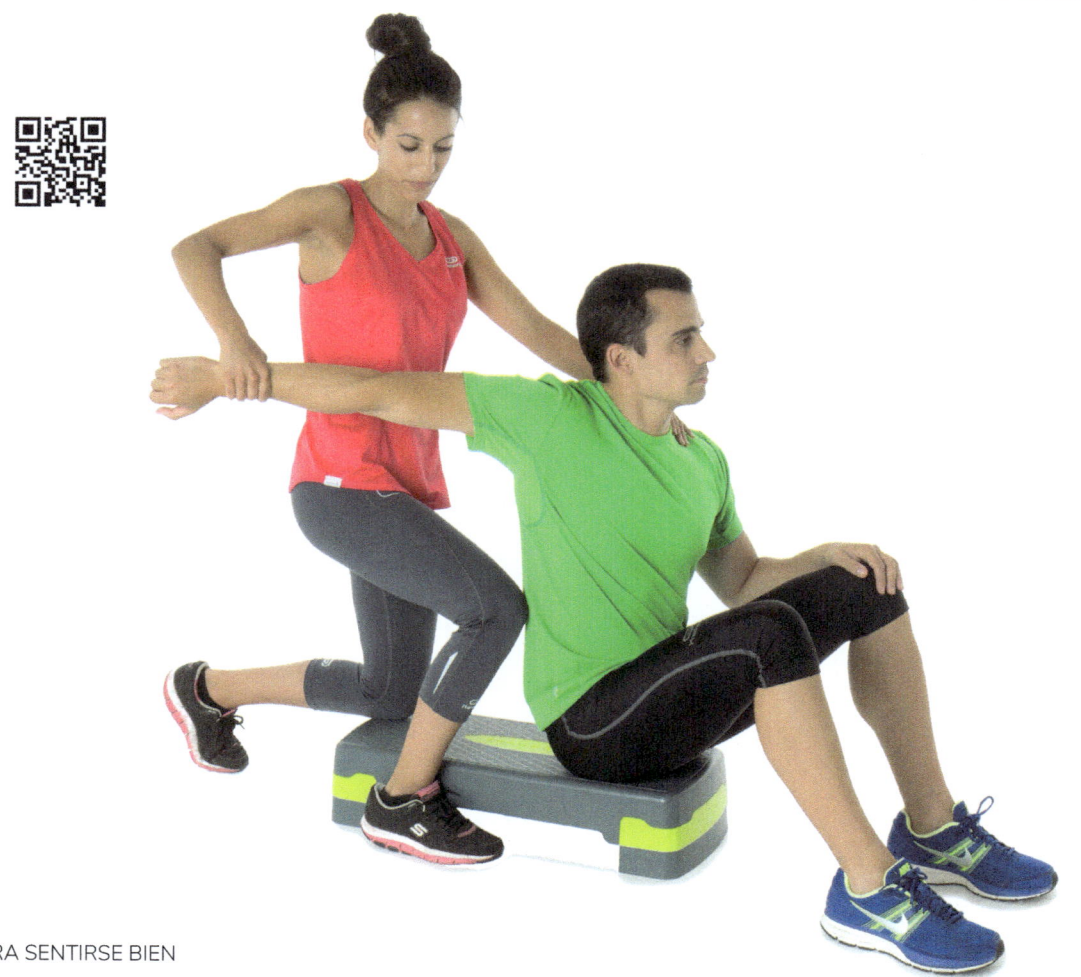

BRAZO

Tracción posterior sentado del codo | 6

▶ Sentado, levanta un brazo, flexiona el codo y sujétalo con la otra mano.

⚡ **20 SEGUNDOS - 2 SERIES**   ⚡⚡ **REPITE CON EL OTRO LADO**   ⚡⚡⚡ **TABURETE**

🟩 **BENEFICIO**
Fortalece y mejora la resistencia muscular de los brazos.

🟨 **PRECAUCIÓN**
Debes estar atento a cualquier molestia que pueda aparecer en el hombro al realizar el ejercicio.

TÉCNICA

Sentado en un taburete, levanta un brazo y flexiona el codo a 90°, de forma que el antebrazo quede paralelo al suelo y por detrás de la cabeza. Con la mano libre, sujeta el codo flexionado firmemente. Tira del codo sujeto hacia atrás al tiempo que lo flexionas del todo. Sentirás de inmediato la tensión en la zona posterior del brazo, lo que te indicará que estás realizando el estiramiento correctamente. Mantén la posición durante el tiempo indicado y realiza el ejercicio con el otro lado.

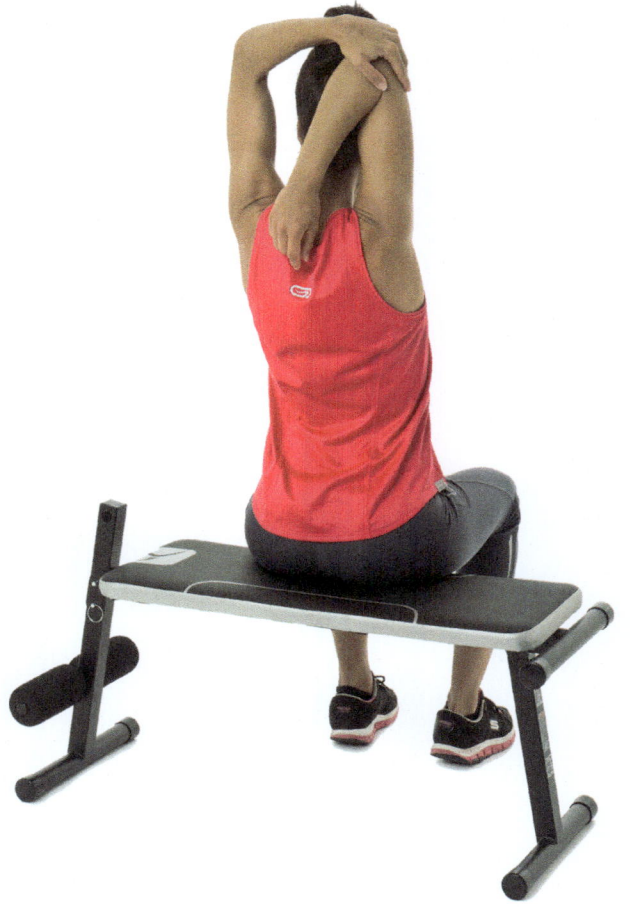

BRAZO

7 Tracción con extensión de muñeca

▶ Con los brazos hacia delante, una mano con la palma hacia arriba y la otra sujetándola hacia atrás.

⚡ **15 SEGUNDOS - 2 SERIES**   ⚡⚡ **REPITE CON EL OTRO LADO**   ⚡⚡⚡

■ **BENEFICIO**
Disminución de la tensión de la parte anterior del antebrazo.

■ **PRECAUCIÓN**
Si tienes molestias en la región de la muñeca, por ejemplo, por el síndrome del túnel carpiano.

TÉCNICA

De pie con los brazos hacia delante, coloca una de las manos con la palma hacia arriba y la otra, con la palma hacia abajo, sujetando a la primera. Tira hacia abajo de la primera mano de manera que el codo y la muñeca queden en extensión total, y rota ligeramente esta última. Sentirás la tensión en el antebrazo, probablemente en la parte superior, donde los músculos epitrocleares son algo más gruesos. Mantén la tensión unos segundos y regresa a la posición inicial, antes de empezar el estiramiento de nuevo.

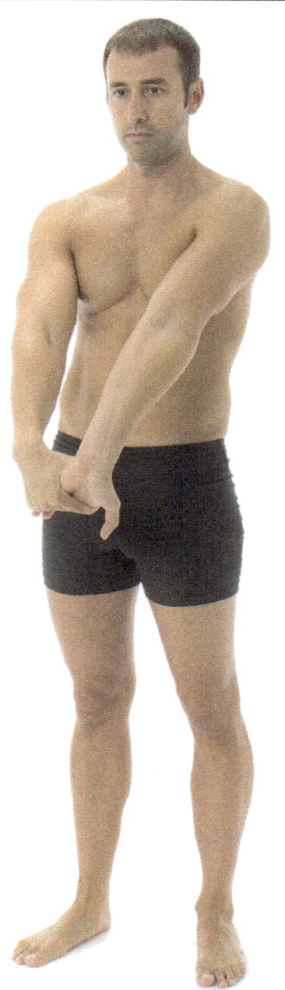

BRAZO

Tracción con flexión de muñeca | 8

 Con los brazos hacia delante, una mano con la palma hacia abajo y la otra sujetándola hacia atrás.

⚡ **15 SEGUNDOS - 2 SERIES**　　⚡⚡ **REPITE CON EL OTRO LADO**　　⚡⚡⚡

🟩 **BENEFICIO**
Disminución de la tensión en la cara posterior del antebrazo.

🟨 **PRECAUCIÓN**
Con forzar la articulación de la muñeca, en cuyo caso sentirás dolor antes de llegar a una flexión excesiva.

TÉCNICA

De pie con los brazos hacia delante, coloca una de las manos con la palma hacia abajo y la otra sujetando a la primera. La mano de sujeción debe actuar como una pinza, con el pulgar en la palma de la otra mano y el resto de dedos en el dorso. Tira de la primera mano hacia abajo y hacia fuera, de manera que la muñeca se flexione y realice una rotación externa. Notarás una tensión en la parte superior del antebrazo que te indicará que el movimiento es correcto.

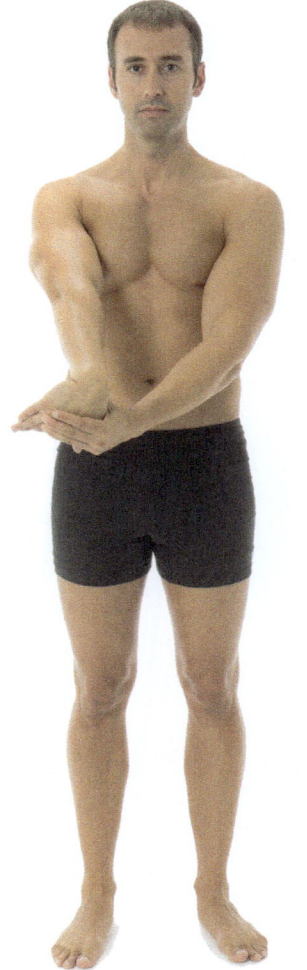

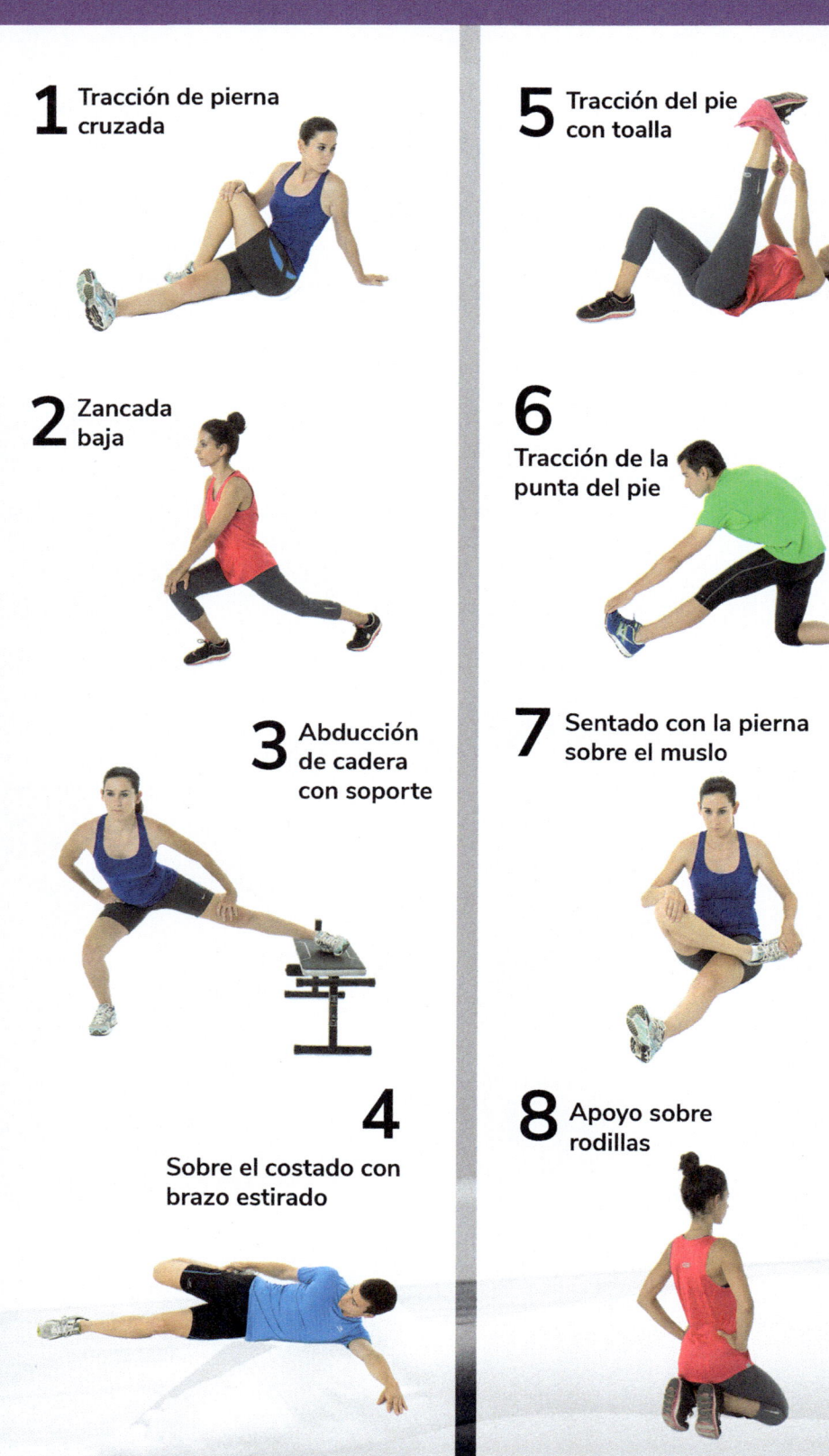

1 Tracción de pierna cruzada

2 Zancada baja

3 Abducción de cadera con soporte

4

Sobre el costado con brazo estirado

5 Tracción del pie con toalla

6

Tracción de la punta del pie

7 Sentado con la pierna sobre el muslo

8 Apoyo sobre rodillas

ESTIRAMIENTOS PARA PIERNAS FLEXIBLES

15 min. • Mejorar la flexibilidad • Elementos de casa

Mejora la flexibilidad desde la cadera hasta los pies para conseguir unas piernas esbeltas.

CADERA

1 Tracción de pierna cruzada

▶ Sentado en el suelo, con una pierna extendida y la otra flexionada por encima.

⚡ **20 SEGUNDOS - 2 SERIES**   ⚡⚡ **REPITE CON EL OTRO LADO**   ⚡⚡⚡

🟩 **BENEFICIO**
Flexibiliza la musculatura de la cadera y del glúteo.

🟨 **PRECAUCIÓN**
Asegúrate de tener el pie de la pierna cruzada bien apoyado y que la sujeción de la rodilla sea firme y segura.

TÉCNICA

Sentado en el suelo, coloca una pierna con la rodilla extendida por delante. Cruza la otra pierna por encima de la primera con la rodilla flexionada, de manera que la zona exterior del pie contacte con el suelo. Coloca una mano sobre la rodilla flexionada y emplea la otra como apoyo. Tira de la rodilla sujeta para provocar su elevación y la aducción en flexión de la cadera, de modo que el pie correspondiente a la pierna cruzada quede apoyado sobre la planta. Evita que la tracción produzca la rotación del tronco o la separación del glúteo del suelo.

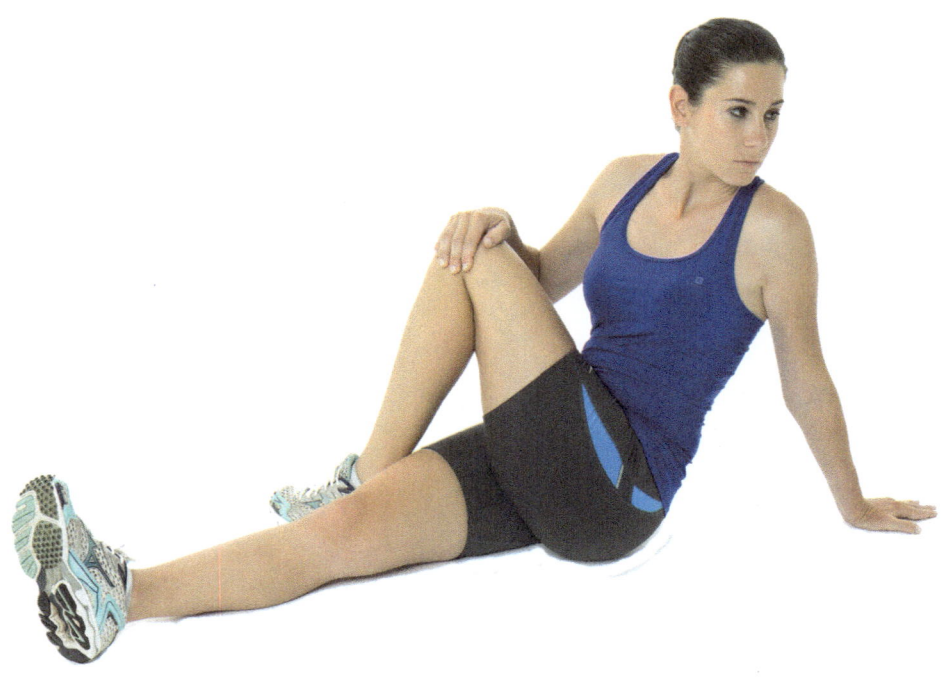

CADERA

Zancada baja | 2

▶ Coloca un pie delante del otro dejando la mayor distancia posible.

⚡ **20 SEGUNDOS - 2 SERIES**   ⚡⚡ **REPITE CON EL OTRO LADO**   ⚡⚡⚡

🟩 **BENEFICIO**
Ampliación de movimiento y disminución de la tensión de la musculatura anterior de la cadera.

🟨 **PRECAUCIÓN**
Asegúrate de partir de una posición estable que te permita mantener el equilibrio durante todo el ejercicio.

TÉCNICA

Coloca un pie por delante del otro dejando la mayor distancia posible entre ellos. El pie adelantado debe estar completamente apoyado en el suelo y el otro sobre su parte anterior. Mantén la espalda recta y perpendicular al suelo y los brazos relajados a cada lado del cuerpo, o bien sobre el muslo de la pierna adelantada. Flexiona la rodilla de la pierna adelantada, para que tu centro de gravedad baje y se adelante. La cadera de la pierna atrasada debe alcanzar la máxima extensión posible. Para mayor estabilidad y control de movimiento, apóyate con ambas manos sobre el extremo del muslo de la pierna adelantada.

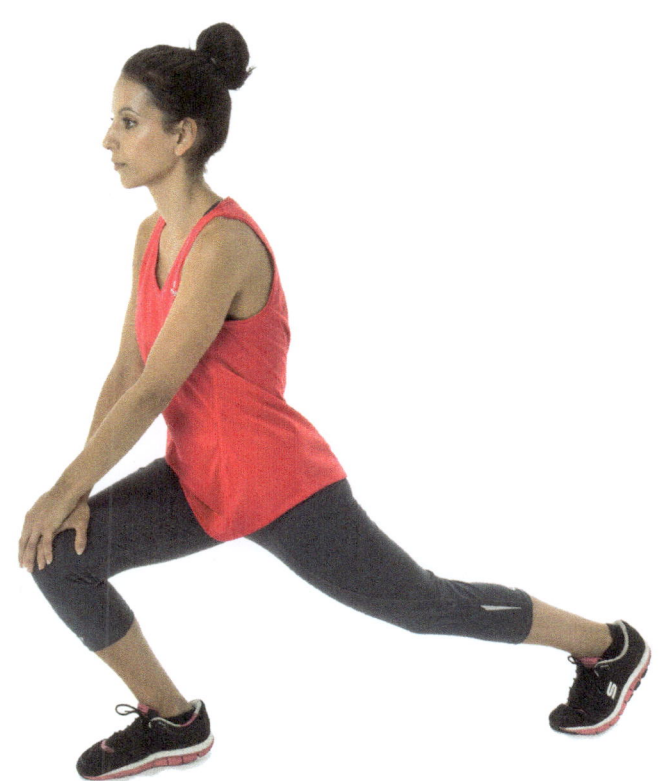

CADERA

3 Abducción de cadera con soporte

▶ Sitúate de lado junto a un elemento de apoyo y coloca el pie encima.

⚡ **20 SEGUNDOS - 2 SERIES**   ⚡⚡ **REPITE CON EL OTRO LADO**   ⚡⚡⚡ **TABURETE**

🟩 **BENEFICIO**
Ampliación de movimiento y disminución de la tensión de la musculatura interna del muslo.

🟨 **PRECAUCIÓN**
Asegúrate de partir de una posición de equilibrio y de realizar el movimiento lentamente para no desequilibrarte.

TÉCNICA

Sitúate de lado junto a un elemento de apoyo como un taburete o reposapiés con una altura mínima de 40 cm. Coloca el pie más próximo sobre el soporte, apoyando la zona interna, y mantén la rodilla extendida. La otra pierna debe quedar firme apoyada en el suelo. Flexiona esta rodilla, de forma que el cuerpo descienda progresivamente. Puedes colocar una mano sobre la pierna que estiras y la otra sobre la cintura para contribuir a una correcta ejecución del ejercicio y al equilibrio del cuerpo.

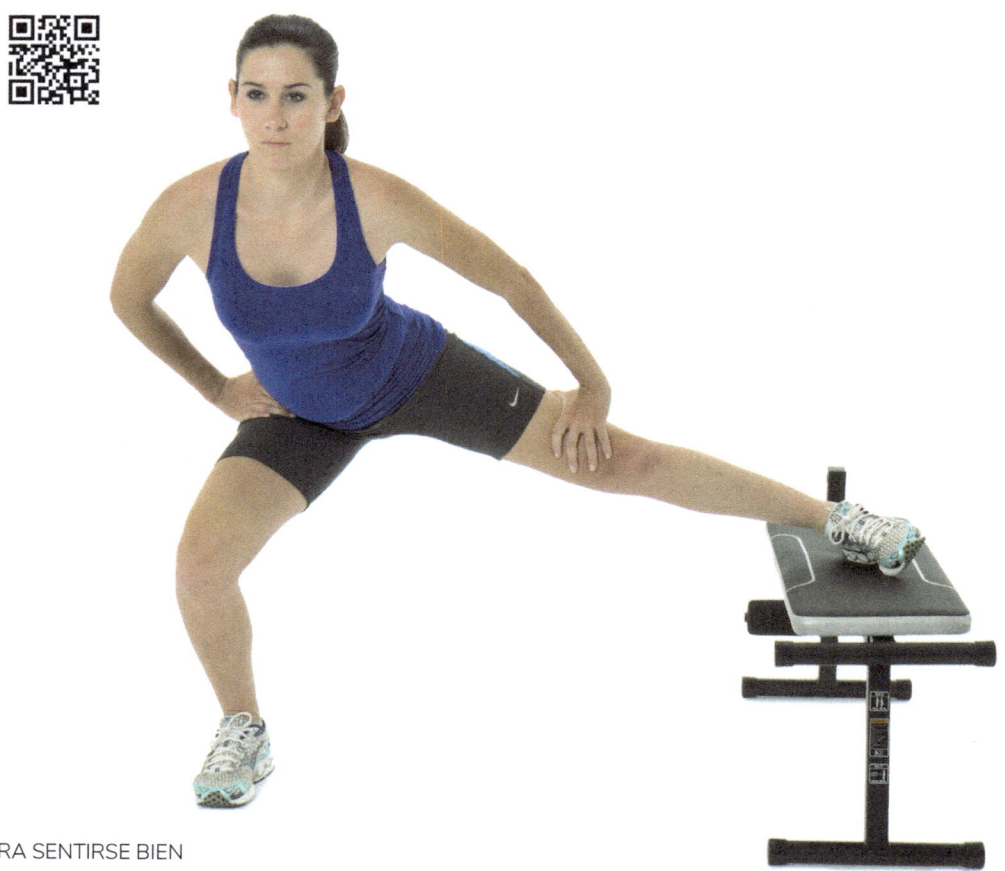

PIERNA

Sobre el costado con brazo estirado

4

▶ Estirado de costado, con una pierna doblada y un brazo extendido.

⚡ **25 SEGUNDOS - 2 SERIES**   ⚡⚡ **REPITE CON EL OTRO LADO**   ⚡⚡⚡

🟩 **BENEFICIO**
Ampliación del movimiento de la rodilla y la cadera, y disminución de la tensión de la musculatura anterior del muslo.

🟨 **PRECAUCIÓN**
Encuentra una posición de inicio estable para no tener que reequilibrarte durante la ejecución del ejercicio.

TÉCNICA

Colócate de costado en el suelo. La pierna que queda junto al suelo debe estar alineada con el tronco, y el brazo de este costado en un ángulo de 90° con él, para servir de soporte durante el ejercicio. Con la otra mano, sujeta el tobillo de la pierna que está más elevada para que la rodilla quede flexionada. Tira del tobillo hacia atrás como si quisieras poner en contacto la planta del pie con el glúteo, de modo que la rodilla quede del todo flexionada y la cadera en tensión. Realiza el ejercicio durante el tiempo indicado.

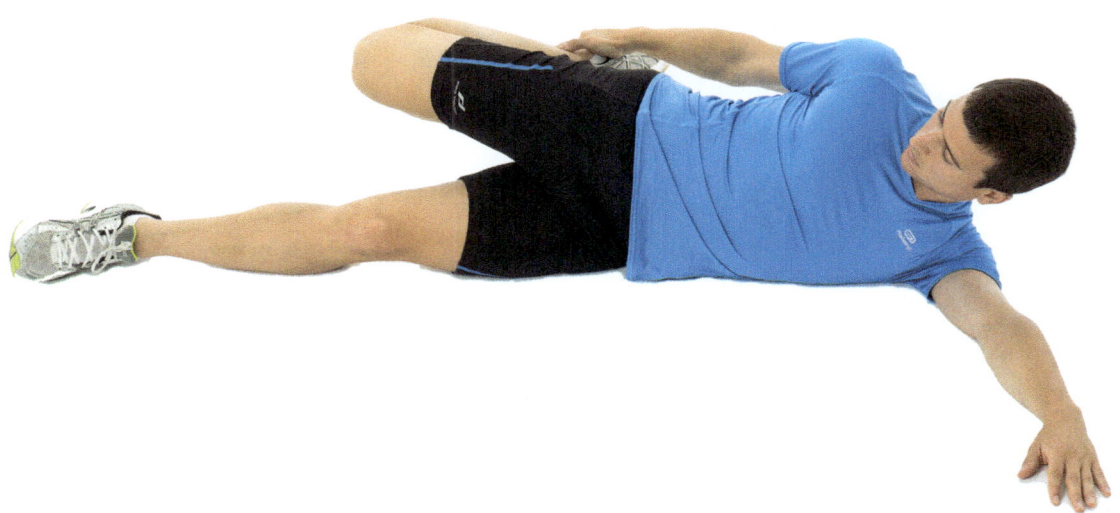

PIERNA

5 Tracción del pie con toalla

▶ Tumbado bocarriba, levanta una pierna y tira de ella con una toalla.

⚡ **25 SEGUNDOS - 2 SERIES**   ⚡⚡ **REPITE CON EL OTRO LADO**   ⚡⚡⚡ **TOALLA**

🟩 **BENEFICIO**
Aumento del movimiento de la extensión de rodilla y flexión de cadera, y disminución de la tensión en la zona posterior del muslo.

🟨 **PRECAUCIÓN**
Realiza el ejercicio de forma lenta y progresiva, ya que los músculos isquiotibiales son especialmente sensibles al estiramiento.

TÉCNICA

Estirado en el suelo, flexiona las rodillas unos 90°. Apoya un pie en el suelo y levanta el otro. Pasa una toalla o similar por debajo de la planta del pie y sujeta cada extremo con una mano. La toalla debe tirar del talón para realizar el estiramiento. Extiende la rodilla de la pierna levantada al tiempo que tiras de la toalla, lo que acercará el pie a la perpendicular de la cabeza. Mantén la parte inferior de la espalda en contacto con el suelo y sentirás la tensión del estiramiento en la parte posterior del muslo y la rodilla.

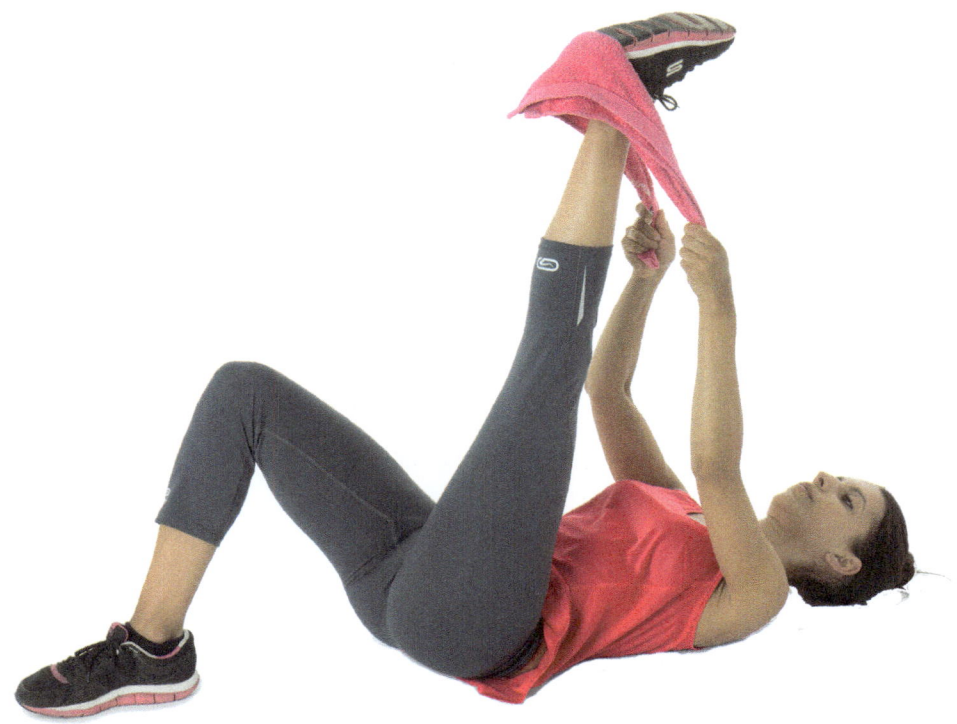

PIERNA

Tracción de la punta del pie

6

▶ Apoyado sobre una rodilla y con la otra pierna por delante estirada.

⚡ **25 SEGUNDOS - 3 SERIES**　⚡⚡ **REPITE CON EL OTRO LADO**　⚡⚡⚡

■ **BENEFICIO**
Mejora de la amplitud de movimiento en la flexión de cadera y la extensión de rodilla.

■ **PRECAUCIÓN**
Si la posición resulta inestable apoya la mano libre en el suelo.

TÉCNICA

Colócate de rodillas y extiende hacia delante una pierna. Ahora la cadera y la rodilla de la extremidad adelantada están flexionadas 90°, y la cadera de la pierna atrasada queda extendida. Partiendo de esta posición, extiende ligeramente la rodilla de la pierna adelantada, inclina el tronco hacia delante y agarra la punta del pie con la mano. Extiende totalmente la rodilla de la pierna adelantada con un leve movimiento del cuerpo hacia atrás, al tiempo que tiras de la punta del pie para mantener el tobillo en flexión dorsal.

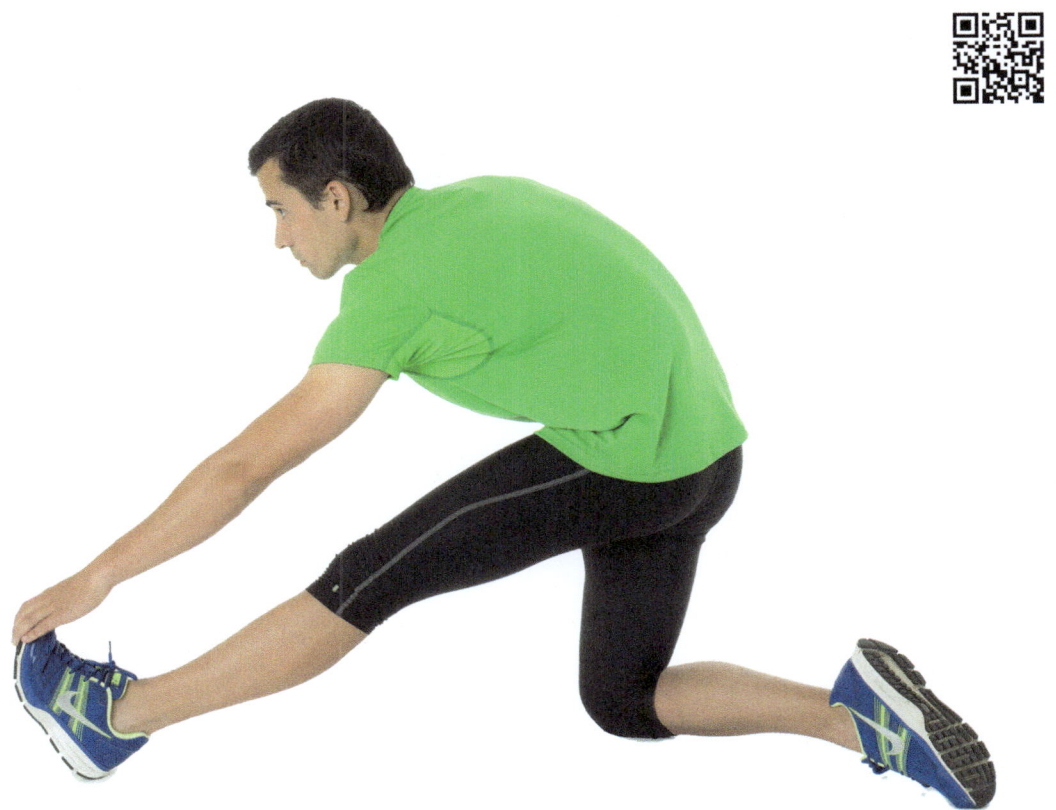

PIERNA

7 Sentado con la pierna sobre le muslo

▶ Sentado, con una pierna extendida y la otra cruzada sobre el muslo.

⚡ **25 SEGUNDOS - 2 SERIES**   ⚡⚡ **REPITE CON EL OTRO LADO**   ⚡⚡⚡

■ **BENEFICIO**
Aumento del movimiento y relajación de la musculatura posterior de la cadera.

■ **PRECAUCIÓN**
Mantén el tobillo apoyado sobre el mismo punto del muslo durante todo el ejercicio y evita que se produzca su rotación.

TÉCNICA

Sentado con una pierna extendida, flexiona la rodilla opuesta y cruza la otra pierna por encima de la estirada. Apoya el tobillo cruzado sobre el muslo y sujeta la punta del pie con una mano. La otra mano reposa sobre la rodilla flexionada y la espalda queda perpendicular al suelo. Tira de la punta del pie, forzando la flexión plantar del tobillo sin desplazarlo de su punto de apoyo. Esto forzará el estiramiento del tibial anterior. Mantén la posición durante el tiempo indicado y repite con el otro lado.

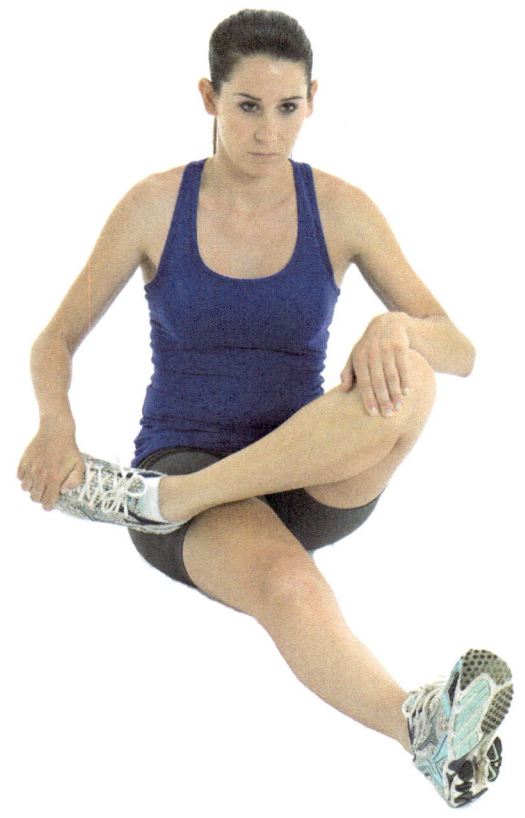

PIE

Apoyo sobre rodillas 8

De rodillas y sentado sobre los talones, manteniendo el cuerpo recto.

⚡ **20 SEGUNDOS - 2 SERIES**

BENEFICIO
Relajación de la musculatura de la planta del pie y de la pantorrilla.

PRECAUCIÓN
Acorta la duración del ejercicio si tienes dolor en los dedos de los pies.

TÉCNICA

Ponte de rodillas, flexiónalas unos 80° y sitúa el tronco alineado con los muslos. Los pies han de estar apoyados sobre sus puntas, manteniendo una posición neutra de los dedos, y después apoya las manos en las caderas. Aumenta la flexión de las rodillas de manera que los muslos y las pantorrillas entren en contacto y quedes sentado sobre los talones. El peso de tu cuerpo se desplazará hacia atrás y, al quedar sobre los pies, provocará la extensión de los dedos y el estiramiento de la fascia plantar.

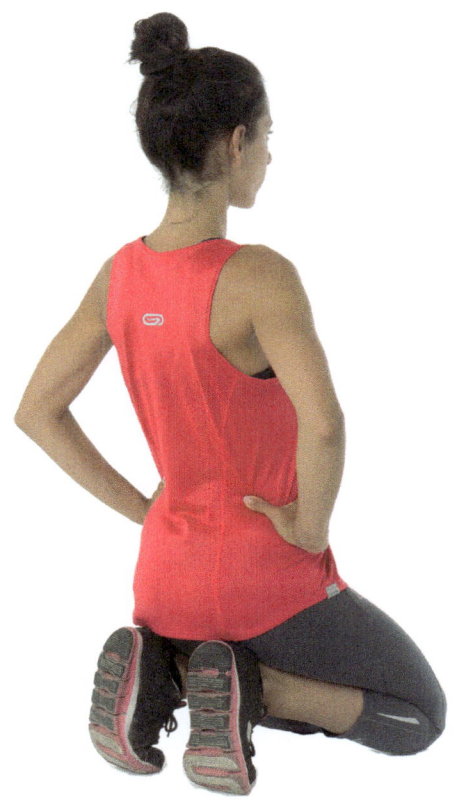

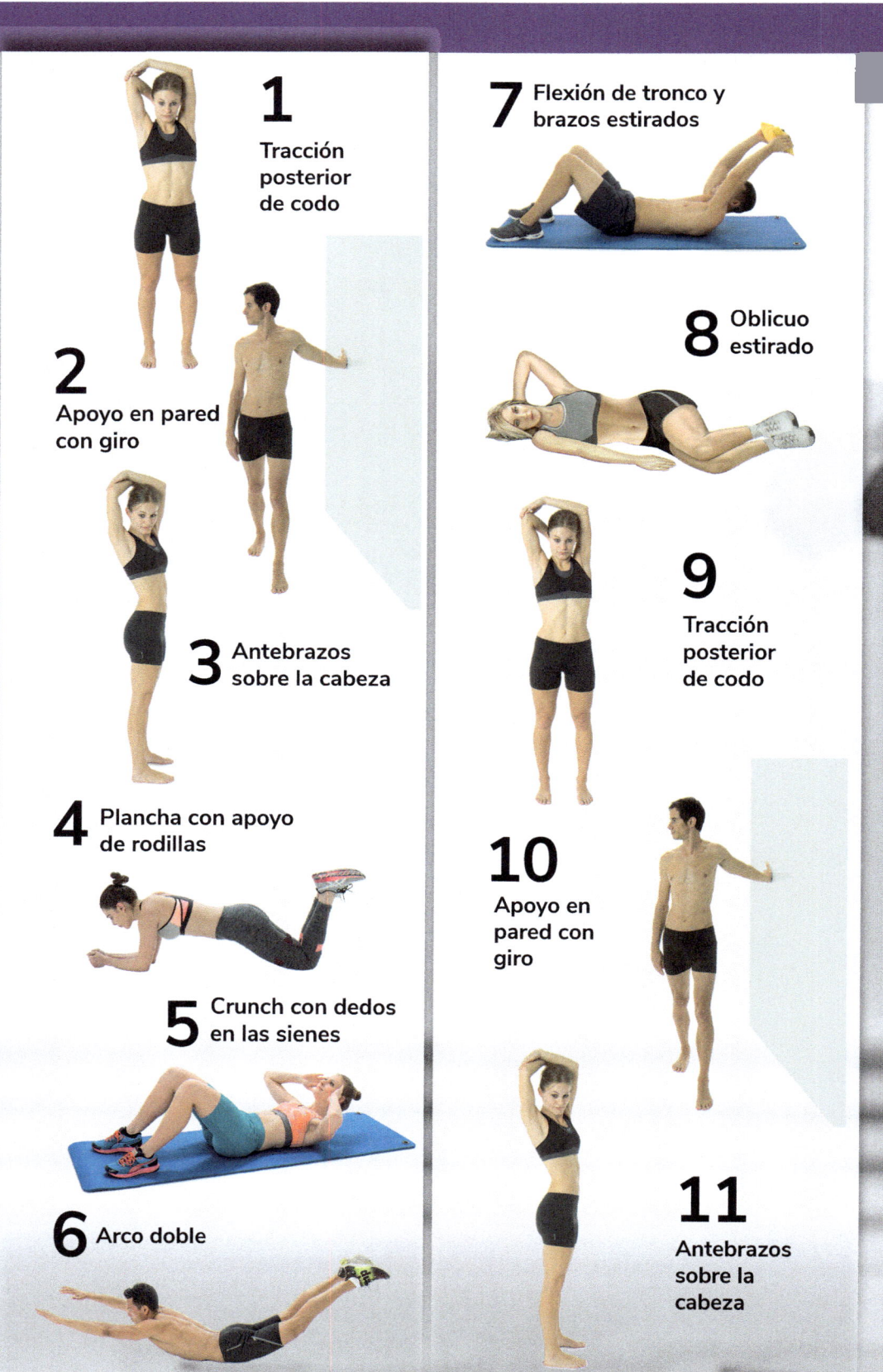

1 Tracción posterior de codo

2 Apoyo en pared con giro

3 Antebrazos sobre la cabeza

4 Plancha con apoyo de rodillas

5 Crunch con dedos en las sienes

6 Arco doble

7 Flexión de tronco y brazos estirados

8 Oblicuo estirado

9 Tracción posterior de codo

10 Apoyo en pared con giro

11 Antebrazos sobre la cabeza

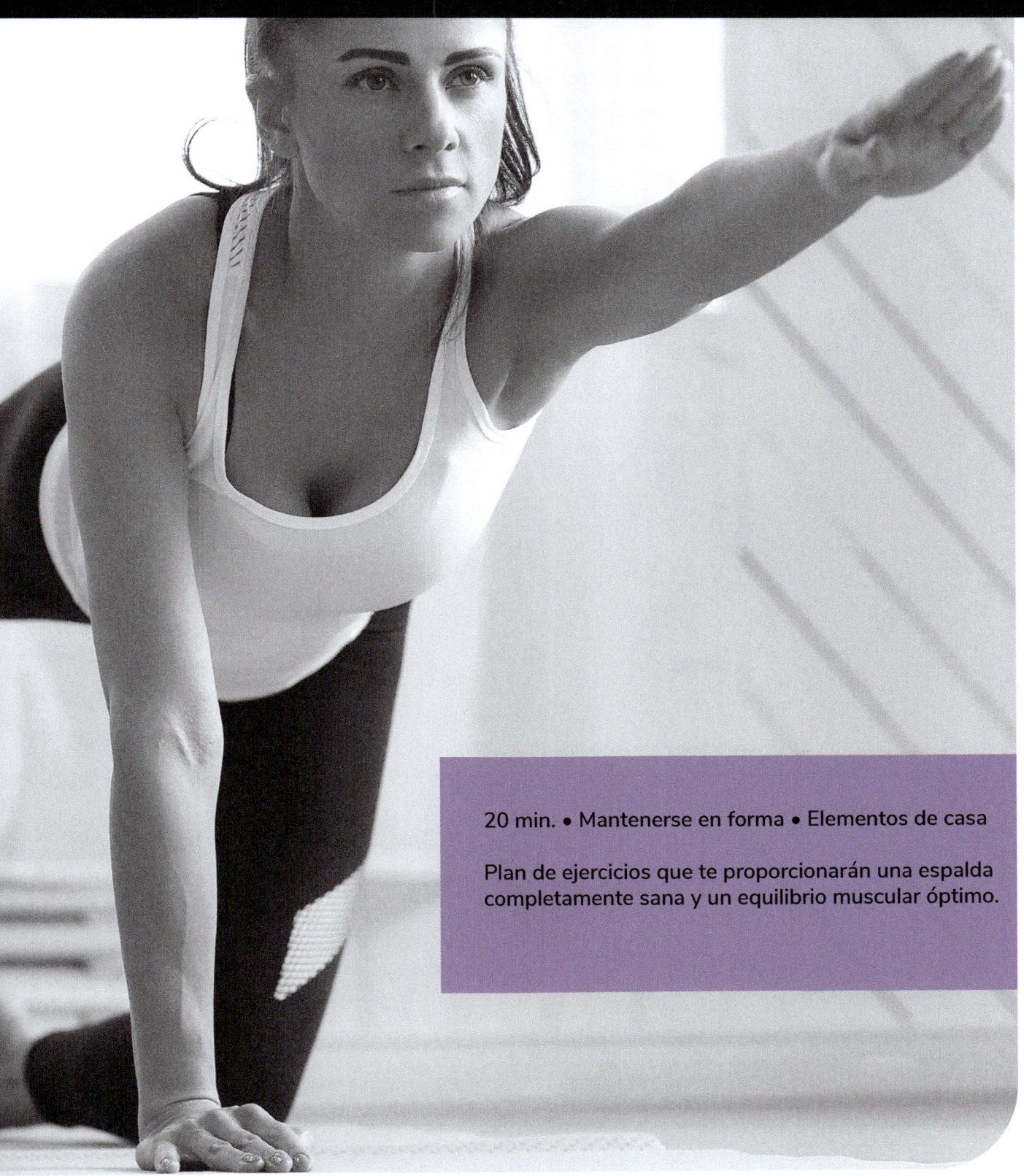

EJERCICIOS PARA UN CORE SALUDABLE

20 min. • Mantenerse en forma • Elementos de casa

Plan de ejercicios que te proporcionarán una espalda completamente sana y un equilibrio muscular óptimo.

BRAZO

1 Tracción posterior de codo

▶ Colócate de pie, levanta los brazos y flexiona los codos.

⚡ **15 SEGUNDOS - 2 SERIES**   ⚡⚡ **REPITE CON EL OTRO LADO**   ⚡⚡⚡

🟩 **BENEFICIO**
Alivio de la tensión en la cara posterior del brazo.

🟨 **PRECAUCIÓN**
Realiza el estiramiento lentamente, evitando el más mínimo dolor, ya que el hombro del costado estirado está en el extremo del recorrido articular.

TÉCNICA

De pie con los brazos hacia arriba. Flexiona totalmente un codo, de manera que la mano caiga por detrás de la cabeza. La otra mano debe sujetar el codo opuesto. Tira hacia atrás del codo que queda más flexionado. Cuanto mayor sea la tracción, más intenso será el estiramiento, lo notarás con facilidad. Mantén la tensión durante unos segundos y regresa al punto de inicio.

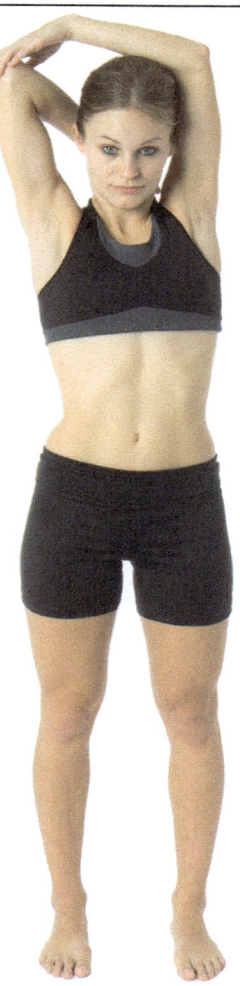

BRAZO

Apoyo en pared con giro | 2

 Apoya la palma de la mano en una pared.

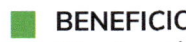 **20 SEGUNDOS - 2 SERIES**   ⚡⚡ **REPITE CON EL OTRO LADO**   ⚡⚡⚡

🟩 **BENEFICIO**
Disminución de la tensión en la zona anterior del brazo y amplitud de movimiento de la articulación del codo.

🟨 **PRECAUCIÓN**
Evita este ejercicio si tienes alguna lesión en el plexo braquial.

TÉCNICA

Sitúate de costado junto a una pared u otro punto de apoyo. Apoya la palma de la mano en un punto ligeramente atrasado respecto al tronco y un poco por debajo de la altura de los hombros. El pie más cercano a la pared debe estar por delante del otro. Extiende el codo sin mover la mano y realiza una ligera rotación de los hombros en sentido opuesto al punto de apoyo. Notarás la tensión en la parte anterior del codo, mantén esa tensión durante unos segundos antes de regresar al punto de inicio.

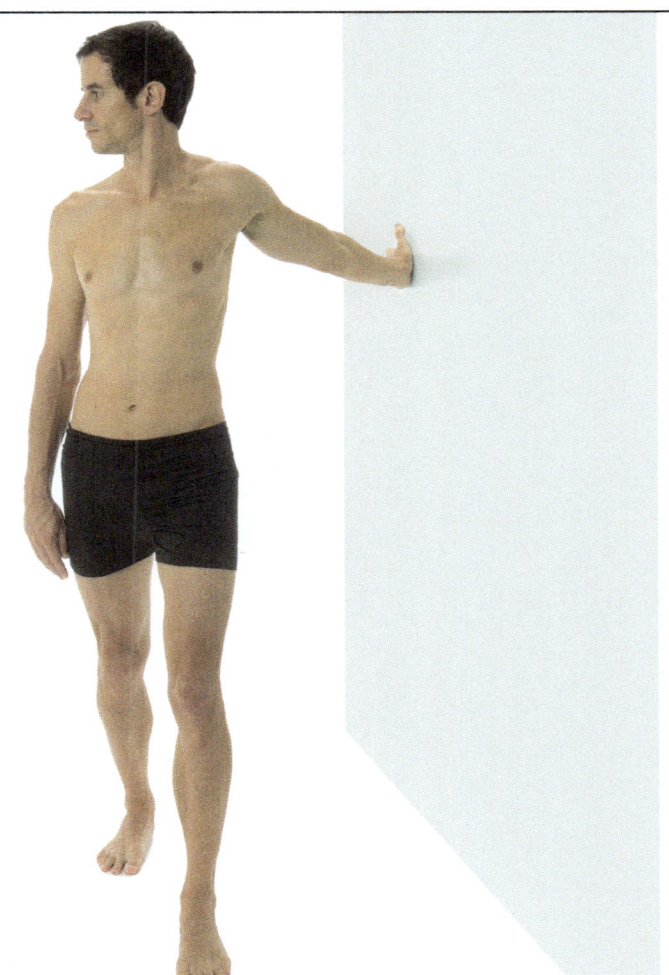

ABDOMEN

3 Antebrazos sobre la cabeza

De pie con los brazos hacia arriba, los codos flexionados y los antebrazos sobre la cabeza.

⚡ **20 SEGUNDOS - 2 SERIES**   ⚡⚡ **REPITE CON EL OTRO LADO**   ⚡⚡⚡

🟩 **BENEFICIO**
Disminución de la tensión en la región abdominal, especialmente en la zona lateral.

🟨 **PRECAUCIÓN**
Mantén el equilibrio y una posición firme, ya que la rotación del tronco puede contribuir a la inestabilidad.

TÉCNICA

Colócate de pie, con los pies alineados con los hombros. Seguidamente, pon los brazos hacia arriba y flexiona los codos, de manera que los antebrazos queden sobre la cabeza para cogerlos con las manos. Realiza una rotación del tronco de modo que los hombros pierdan su alineación con las caderas. Notarás tensión en la zona del abdomen del lado contrario hacia el que has girado. Mantén esa tensión unos segundos y regresa al punto de inicio. Efectúa una pausa antes de realizar el ejercicio de nuevo.

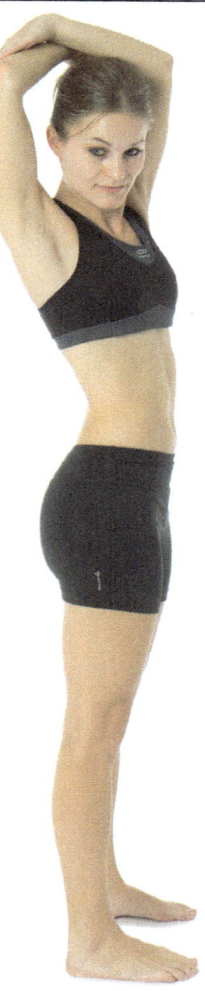

ABDOMEN

Plancha con apoyo de rodillas   4

▶ Colócate bocabajo apoyándote en los antebrazos y las rodillas.

⚡ **15 SEGUNDOS - 3 SERIES**   ⚡⚡   ⚡⚡⚡

🟩 **BENEFICIO**
Fortalece la musculatura abdominal y estabiliza la columna lumbar.

🟨 **PRECAUCIÓN**
Contrae la musculatura abdominal y evita arquear el cuerpo hacia el suelo.

TÉCNICA

En el suelo bocabajo, apoya los antebrazos y las rodillas. Flexiona las rodillas 90°, y haz que las plantas de los pies queden paralelas al suelo. Los muslos no deben tocar el suelo y la espalda tiene que mantenerse recta, en línea con el cuello y la cabeza. Realiza el ejercicio durante el tiempo indicado.

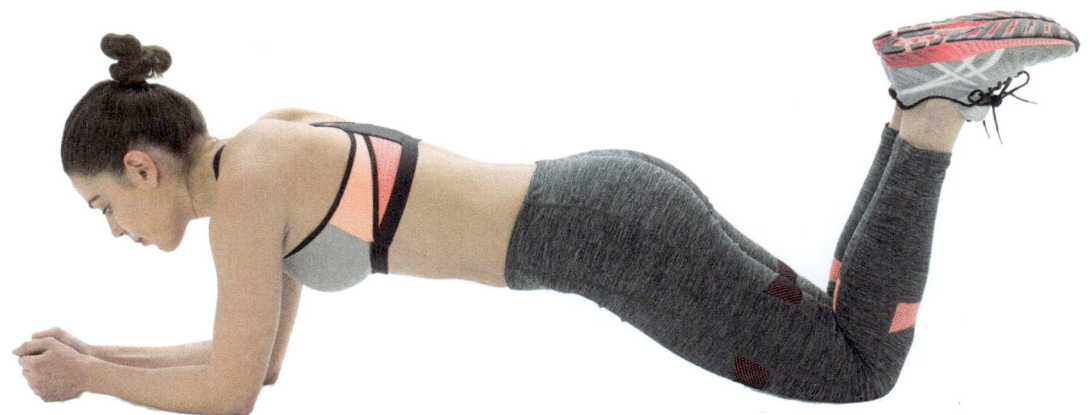

ABDOMEN

5 Crunch con dedos en las sienes

▶ Tumbado bocarriba con los dedos en las sienes.

⚡ **20 SEGUNDOS - 3 SERIES** ⚡⚡   ⚡⚡⚡

🟩 **BENEFICIO**
Fortalece la musculatura abdominal y mejora la movilidad de la columna.

🟨 **PRECAUCIÓN**
Evita mover las piernas o flexionar las caderas una vez iniciado el ejercicio.

TÉCNICA

Tumbado bocarriba, con los dedos a la altura de las sienes y las caderas y rodillas flexionadas. Realiza un muy corto movimiento de flexión de tronco con el fin de separar la parte superior de la espalda del suelo. No tires del cuello porque puede ser nocivo para la zona cervical. Céntrate en el trabajo de los abdominales. Realiza el ejercicio durante el tiempo indicado.

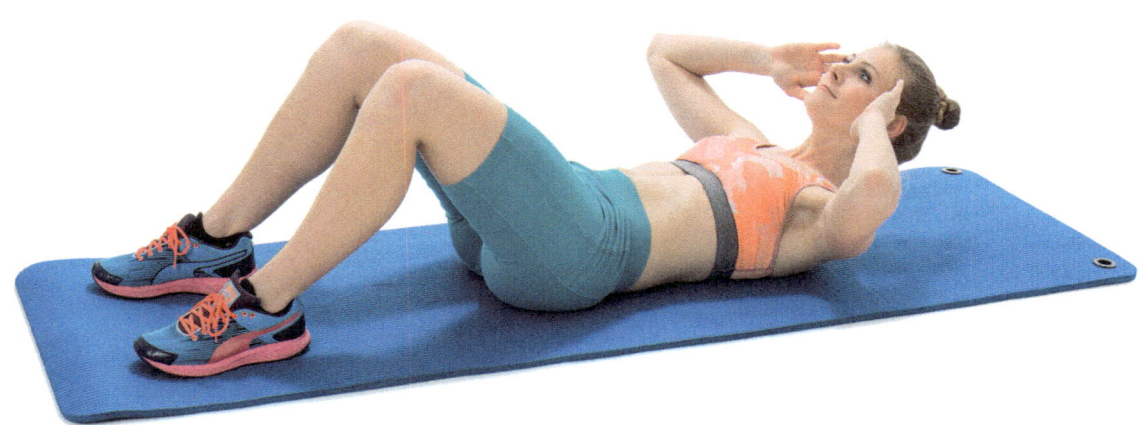

ESPALDA

Arco doble 6

 Tumbado bocabajo con las piernas y los brazos extendidos.

⚡ **10 SEGUNDOS - 5 SERIES**

🟩 **BENEFICIO**
Fortalece la musculatura de la espalda, los brazos y las piernas y mejora la flexibilidad.

🟨 **PRECAUCIÓN**
Asegúrate de que los muslos y el pecho se separan del suelo al alcanzar la posición final.

TÉCNICA

Colócate tumbado bocabajo, con las piernas y los brazos extendidos. Desde esta posición trata de arquear el cuerpo, de forma que tus brazos y piernas se eleven separándose del suelo y la columna quede en la máxima extensión posible. A pesar de lo que pueda parecer, una buena posición final será difícil de alcanzar y más difícil aún de sostener.

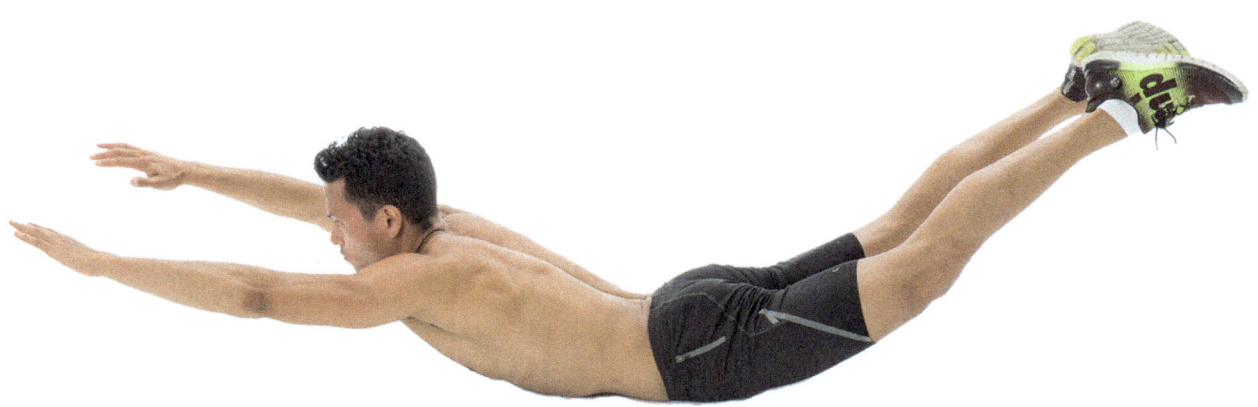

ABDOMEN

7 Flexión de tronco con brazos estirados

▶ Tumbado bocarriba sosteniendo un elemento con las manos.

⚡ **15 SEGUNDOS - 3 SERIES** ⚡⚡   ⚡⚡⚡ **ENVASE DE LITRO**

🟩 **BENEFICIO**
Fortalece los músculos, mejora la postura, estabiliza la columna vertebral y reduce el riesgo de lesiones.

🟨 **PRECAUCIÓN**
Realiza movimientos cortos, de entre 5 y 10 cm de recorrido. Empieza sin peso o con peso muy ligero y auméntalo progresivamente.

TÉCNICA

Túmbate bocarriba, con la espalda y las plantas de los pies apoyadas en el suelo, las rodillas flexionadas. Sujeta con las dos manos un envase o botella de litro o algún otro elemento que no sea muy pesado y sitúalo más allá de la cabeza. Mantén los codos extendidos casi por completo y en línea con el tronco. Realiza una ligera flexión de tronco levantando el peso en dirección al techo y manteniendo los brazos en extensión casi total. Regresa al punto de partida frenando la bajada.

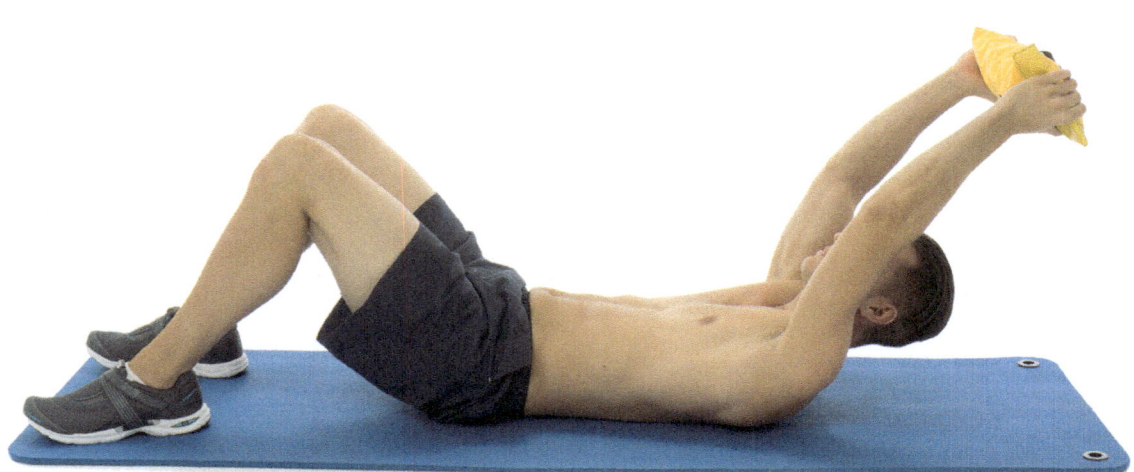

ABDOMEN

Oblicuo estirado | 8

▶ Tumbado sobre el costado con las caderas y rodillas flexionadas.

⚡ **15 SEGUNDOS - 3 SERIES**   ⚡⚡ **REPITE CON EL OTRO LADO**   ⚡⚡⚡

🟩 **BENEFICIO**
Mejora del equilibrio y la estabilidad. Alivia el estrés y la tensión y aumenta la flexibilidad.

🟨 **PRECAUCIÓN**
Realiza un recorrido muy corto y mantén el control del movimiento desde la zona abdominal.

TÉCNICA

Tumbado sobre el costado, con las caderas y rodillas flexionadas. Coloca la mano del lado apoyado en el suelo o sobre el abdomen para sentir la contracción, y la otra en la nuca, pero sin tirar de ella. Mediante flexión lateral del tronco, intenta reducir la distancia entre la axila y la cadera. El movimiento debe ser corto, lento y controlado para optimizar los resultados del ejercicio. Evita tirar de la cabeza o del cuello con la mano que está en la nuca. Esta solo debe reposar sin ejercer ningún tipo de tracción o presión.

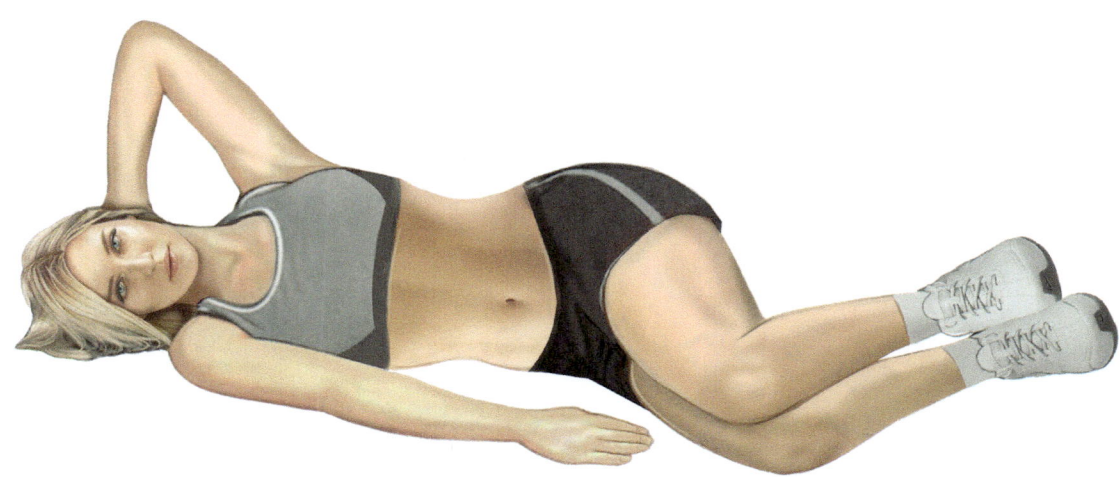

BRAZO

9 Tracción posterior del codo

▶ Colócate de pie, levanta los brazos y flexiona los codos.

⚡ **15 SEGUNDOS - 2 SERIES** ⚡⚡ **REPITE CON EL OTRO LADO** ⚡⚡⚡

🟩 **BENEFICIO**
Alivio de la tensión en la cara posterior del brazo.

🟨 **PRECAUCIÓN**
Realiza el estiramiento lentamente, evitando el más mínimo dolor, ya que el hombro del costado estirado está en el extremo del recorrido articular.

TÉCNICA

De pie con los brazos hacia arriba. Flexiona totalmente un codo, de manera que la mano caiga por detrás de la cabeza. La otra mano debe sujetar el codo opuesto. Tira hacia atrás del codo que queda más flexionado. Cuanto mayor sea la tracción, más intenso será el estiramiento, lo notarás con facilidad. Mantén la tensión durante unos segundos y regresa al punto de inicio.

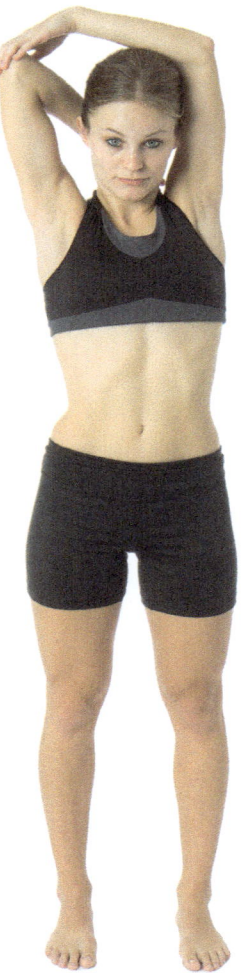

BRAZO

Apoyo en pared con giro 10

▶ Apoya la palma de la mano en una pared.

⚡ **20 SEGUNDOS - 2 SERIES**　　⚡⚡ **REPITE CON EL OTRO LADO**　　⚡⚡⚡

🟩 **BENEFICIO**
Disminución de la tensión en la zona anterior del brazo y amplitud de movimiento de la articulación del codo.

🟨 **PRECAUCIÓN**
Evita este ejercicio si tienes alguna lesión en el plexo braquial.

TÉCNICA

Sitúate de costado junto a una pared u otro punto de apoyo. Apoya la palma de la mano en un punto ligeramente atrasado respecto al tronco y un poco por debajo de la altura de los hombros. El pie más cercano a la pared debe estar por delante del otro. Extiende el codo sin mover la mano y realiza una ligera rotación de los hombros en sentido opuesto al punto de apoyo. Notarás la tensión en la parte anterior del codo, mantenla durante unos segundos antes de regresar al punto de inicio.

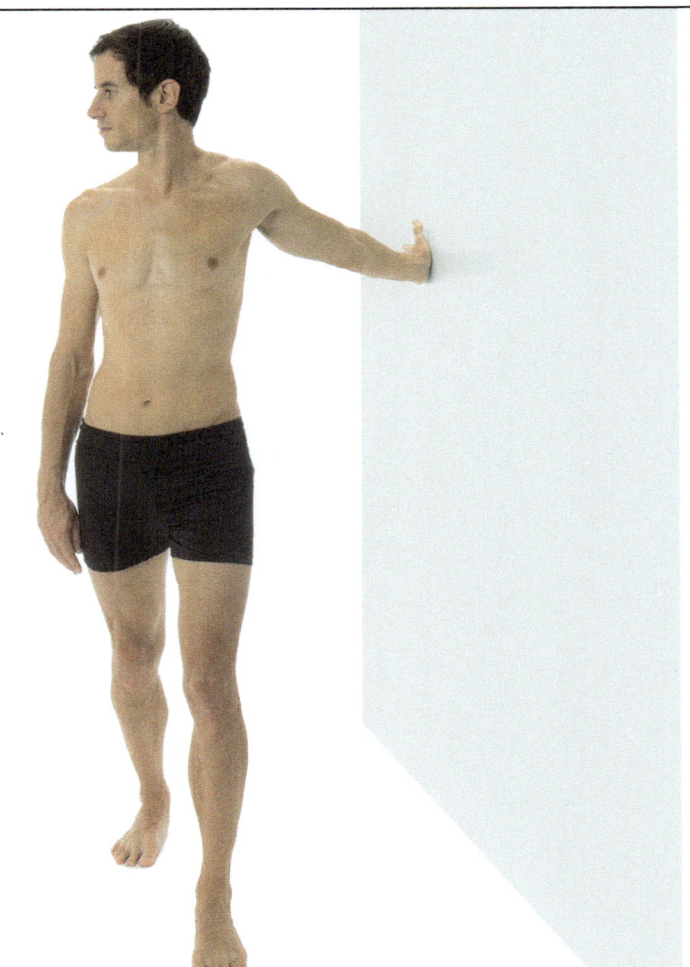

ABDOMEN

11 Antebrazos sobre la cabeza

▶ De pie con los brazos hacia arriba, los codos flexionados y los antebrazos sobre la cabeza.

⚡ **20 SEGUNDOS - 2 SERIES**   ⚡⚡ **REPITE CON EL OTRO LADO**   ⚡⚡⚡

🟩 **BENEFICIO**
Disminución de la tensión en la región abdominal, especialmente en la zona lateral.

🟨 **PRECAUCIÓN**
Mantén el equilibrio y una posición firme, ya que la rotación del tronco puede contribuir a la inestabilidad.

TÉCNICA

Colócate de pie, con los pies alineados con los hombros. Seguidamente, lleva los brazos hacia arriba y flexiona los codos, de manera que los antebrazos queden sobre la cabeza para cogerlos con las manos. Realiza una rotación del tronco de forma que los hombros pierdan su alineación con las caderas. Notarás tensión en la zona del abdomen del lado contrario hacia el que has girado. Mantén la tensión unos segundos y regresa al punto de inicio. Efectúa una pausa antes de realizar el ejercicio de nuevo.

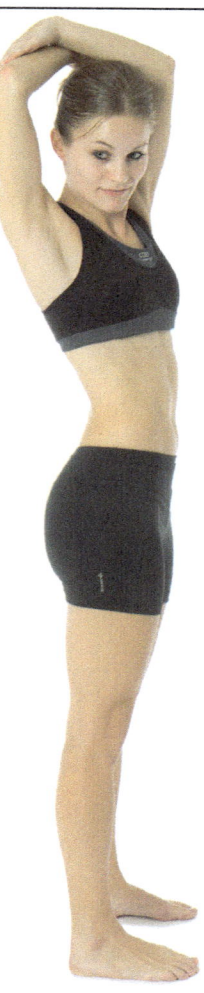

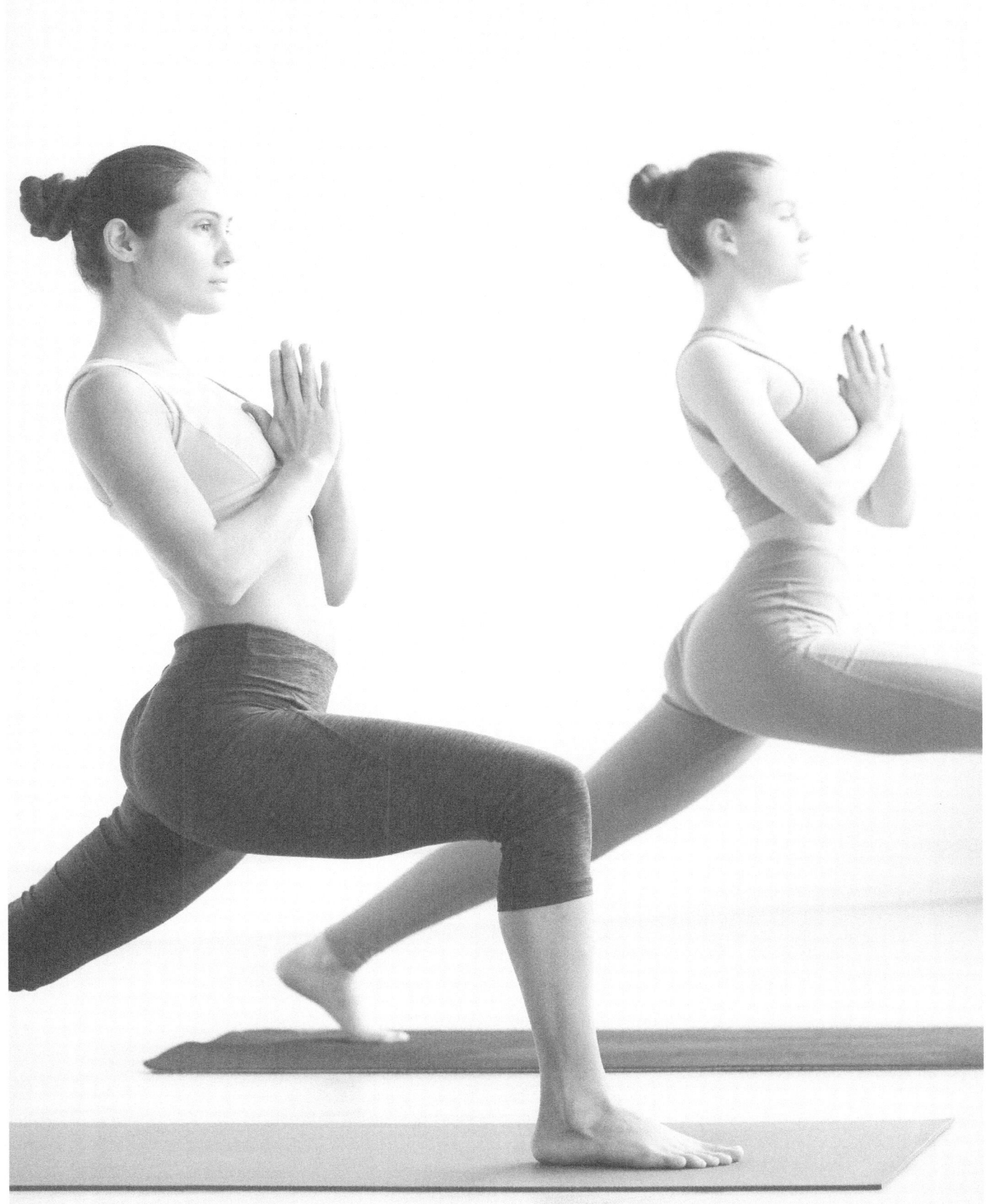

ÍNDICE DE EJERCICIOS

ÍNDICE DE EJERCICIOS

Si quieres más ejercicios y entrenamientos puedes descargar **massfit** en iOs y Android o con los siguientes códigos QR:

 iOs

 Android

massfit
Los mejores ejercicios para relajarse y sentirse bien

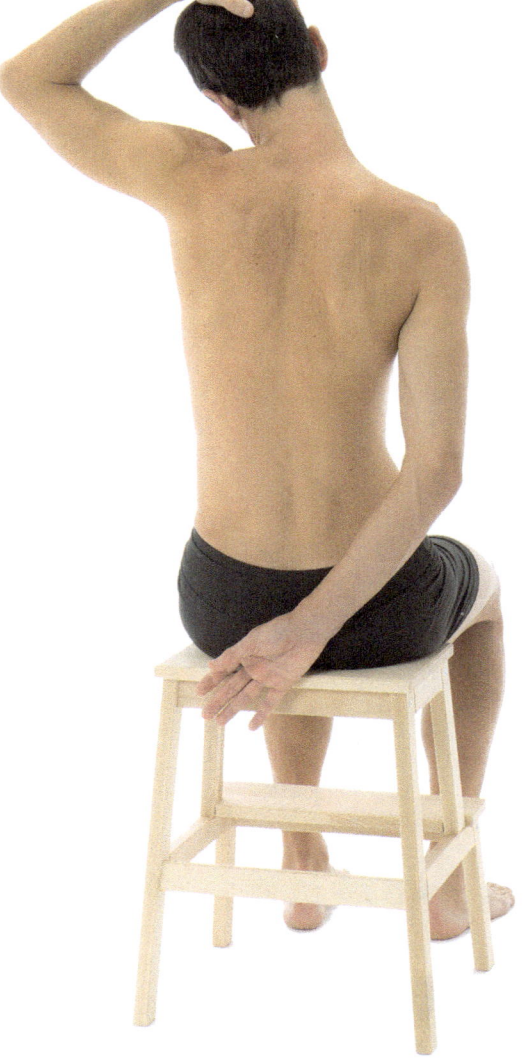

Edición:
Mari Carmen Ramos
Maquetación:
Mari Carmen Ramos
Ilustración:
Myriam Ferrón
Fotografías:
Nos i Soto y Envato elements
Corrección final:
Roser Pérez
Producción:
Podiprint

Primera edición
© 2024 Editorial Paidotribo
http://www.paidotribo.com
E-mail: paidotribo@paidotribo.com

Derechos exclusivos de edición para todo el mundo

ISBN: 978-84-9910-983-1
Thema: VFMG
Depósito legal: Z 1031-2024

Impreso en España